車椅子のアスリートが明かす本当の自分の見つけ方

夢を叶える自分探し

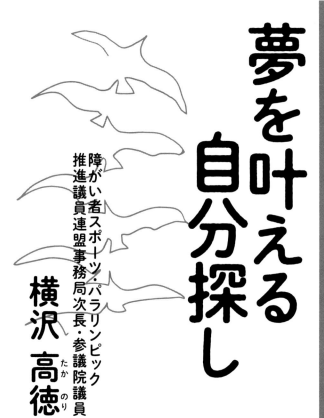

障がい者スポーツ・パラリンピック
推進議員連盟事務局次長・参議院議員

横沢 高《たか》徳《のり》

青萠堂

はじめに

人生はカレーだ。

唐突になんだ？　と思いますよね。私が「人生カレー理論」に至るまでの経緯を語ったのが本書といえます。

本編でそのときどきの思いを語っていますが、経歴の整理を兼ねて少し自己紹介をさせてください。

幼い頃からの私の夢は「世界一のライダー」。夢を叶えるためモトクロスの国際A級ライセンスを取得しました。しかし、二五歳のとき練習中の事故で脊髄を損傷し、みぞおちから下が動かなくなりました。夢を絶たれた失意の中、チェアスキーに出会って、新たな夢「パラリンピック出場」に向けて再始動します。

約一〇年の奮闘を経て三八歳でバンクーバーパラリンピック（二〇一〇年）に出場。それ以前に離婚を経験しているので、シングルファザーとして二人の息子と一緒につかんだパラリンピック出場でした。

ソチパラリンピック（二〇一四年）では選手での出場は叶いませんでしたが、NHKで解説者を務めチェアスキーの魅力を伝えました。その後、二〇一九年の参議院選に出馬。初当選を果たし、立憲民主党内で障がい・難病プロジェクトチーム（座長）、ジェンダー平等推進本部（副本部長）、ひとり親など支援ワーキング・チーム（事務局次長）そして、「孤独」支援プロジェクトチーム事務局長を務めています。おかげでいろいろ勉強させてもらっていますが、こうした活動に私の経験は大いに役立っています。なかなか起伏に富んだ道のりだったなと思います。相当な痛い目にもたくさんあいました。

事故後の苦悩は死を考えるほどでしたが、あの事故が新しい夢――パラリンピックから政治――へ不思議な巡り合わせで導いてくれたともいえます。

さて、ここで冒頭の「人生カレー理論」に戻りましょう。

シングルファザーとなってよく作ったのが子供達も大好きなカレーです。そのうち市販のルーでは満足できず、スパイスから本格カレーをつくるようになりました。

買い集めた一〇種類ものスパイスを並べ「これがおいしいカレーになるのか、どれどれ」と、舐めてみると、どれもこれも「まずい！」「変な味」「ぐぬぬ」。スパイスは単体ではおいしいものではありません。正直言ってちょっと遠慮したい味。でも、複数の食材と一緒にひとつの鍋で時間をかけて煮込んでいくと、えもいわれぬ香りと味わいを料理にプラスしてくれます。

「挫折は人生のスパイスだ」なんて言いますが、「人生カレー理論」からすると一回二回の挫折では豊かな風味をつけるにはちょっと足りない。

どんどん挫折しましょう。人生を豊かに味わうには「挫折というスパイス」がたくさん必要なのだと思い知ったのです。

実家の仏間にはご先祖さまの遺影が天井近くの長押《なげし》にずらりと並んでいます。古い家だとまだこうした仏間があるのではないでしょうか。

モノクロのご先祖さまは「子孫よ、しっかりやっておるか」と、しかつめらしい顔で睨みをきかせているものですが、横沢家は違います。遺影のご先祖様は皆笑顔なのです。

帰省すると孫たちと一緒に、にこやかなご先祖さまに見守られながらお仏壇に手を合わせます。

「おかげさまで元気でやっております。ありがとうございます。日本中の人、世界中の人がより幸せになるよう命をかけて参ります」

幼い頃は「テストでいい点がとれますように」「お小遣いが上がりますように」とお願い事ばっかりでしたが今は違います。感謝を伝え決意表明をする場となりました。


俺もいい歳になったなと、隣に座る孫たちを見て思うのでした。

泣きながら過ごしても人生。笑いながら過ごしても人生。

どん底だと思っていても道は開けています。経験者が言うのだからホントです。

涙で目が曇っているから目の前の道が見えないのです。

これからの私の人生、まだまだ紆余曲折、アップダウンがあるでしょう。

政治の道は荊《いばら》の道でもあります。

それでも笑顔で進んでいくだけです。

いつか笑顔でご先祖様と並ぶときのために。

日本は悲しいことに、若者の自殺率が先進国で最も高い国です。

死を選ぶほど、人生に絶望している若者がいるのです。

若者を絶望に追いやる社会ではなく、夢を抱き、挑戦できる社会へと変えなくてはいけません。

事故で車椅子生活になったとき絶望を味わい尽くした私は、現代の若者が置かれた状況が人ごととは思えないのです。

絶望から私を救ってくれた人たち、生きるチカラとなった夢。

そんな私の体験が、少しでも誰かの気持ちを軽くしますように。

そう願いながら本書を執筆しました。

読了後のキミが、心から笑顔で生きてくれるように。

障がい者スポーツ・パラリンピック
推進議員連盟事務局次長・参議院議員
横沢高徳《たかのり》

目次

夢を叶《かな》える自分探し

4章 夢や叶《かな》える「気づく力」

挫折、敗者、どん底から逃げない

5章「きっと10年後の自分も笑顔で挑《いど》んでいる」　151

6章　道は自分で見つけよう　197

悩んで、悩んで、必ず出口はある

カバーイラスト　U・G・サトー
カバー本文デザイン　青鹿 麻里
編集協力　名富 さおり

1章

何もかも失った人間はどう生きればいいか

夢と目標をなくしたものに残る、微笑みの覚悟《エネルギー》

「結《ゆい》の精神」は「良心」で守られる

岩手県紫波郡矢巾町《しわぐんやはばちょう》。昭和四七年に私はこの町で生まれました。人口減少は国が抱える深刻な問題のひとつで岩手県もまた例外ではないのですが、矢巾町は着々と人口を増やし人口密度は岩手県でトップレベルを誇ります。県庁所在地である盛岡市から車で三〇分ほど南に走るとそこが我が故郷の矢巾町。発展をつづける矢巾町ですが、私が幼かった頃は本当にのどかな町でした。

この町で生まれてよかったなあと思うことは、誰でも分け隔てなく接してくれることです。

「結《ゆい》の精神」がしっかりと根付いた町だったのです。

「結の精神」は農作業や冠婚葬祭での助け合い、消防団、地域の清掃活動など、あらゆるところで発揮されました。

大人同士の関係性にとどまらず、地域全体にも「結の精神」は浸透していたと思います。お年寄りは皆が敬うし、子供に対しても「ウチの子、ヨソの子」などと線引きなどしなかったのです。

大人として、次の世代のキミ達に「結の精神」をぜひ繋げたいと思っています。

「結」は生き抜くための知恵

私の実家は米や野菜をつくりながら、父は自動車整備工場を営んでいました。周囲も一次産業に従事している家が多く、畑仕事や家畜の世話で大人たちはいつも忙しくしていたのを覚えています。

岩手での人々の暮らしは「自然」と共にありました。

自然は豊かな恵みをもたらしてくれますが、ときに激しい厳しさをぶつけてきます。嘆いたり、慌てたり、恨んだりしても不毛なだけ。平常心を保つよう努めながら粛々と対処していくだけです。

田畑の様子と空の様子を見比べた大人たちが難しい顔になるなんてしょっちゅう。

農閑期に入れば一息つけるかというとそんなことはなく、一面真っ白な雪に覆われ厳しい寒さをやり過ごさなくてはいけません。子供たちは吹雪のような天候でも「面倒だなあ」と思いながらモコモコに着込んで当たり前に学校に通っていました。

自然と共に生きる。まさにそんな暮らしでした。

「自然」という圧倒的な存在と濃密に繋がっている暮らしは、自然に対して「命」をさらけ出しているようなものです。だからといって岩手の人々が常に緊張に包まれていたかというと、そんなことはありませんでした。

厳しい環境で生き抜くためには互いに力を合わせなくてはいけません。

一見、協力しているように見えても腹の底では自分の得ばかりを考えているような関係はすぐに破綻してしまいます。相手を本当に思いやり、心の結びつきを大切にすることで、人と人はしっかりと繋がっていきます。

自分の「良心」を尊ぶから頑固親父になる

イタズラ小僧の私はとにかくあちこちでやらかしては、毎日いろんな大人にどやされたもんです。

すっかりいい歳になりましたが、かつての「頑固親父」たちに「あのとき、こうだったよなあ～」「そんなの序の口でこんなこともあったぞ」と、当時の腕白ぶりをからかわれると、恥ずかしいやら申し訳ないやら。

「勘弁してくださいよ～」と頭をかいているとき、湧き上がってくる気持ちはなにかというと、これが不思議なことに「感謝」なのです。

私を含め地域の子供達に本気で向き合い、青筋立てて怒ってくれたこと、何十年経った今も感謝しています。

年齢を重ねるにつれて頑固親父たちの心意気が理解できるようになりました。

本気で心配しているから真剣に怒るわけで、心配するのだって怒るのだって、やっぱり疲れたはずです。

面倒くさいこともあったでしょう。よその子が怪我したところで自業自得なのだから放っておいても誰に誹《そし》られることもありません。口うるさく注意しても鬱陶《うっとう》しいと嫌われて得することなんかないかもしれないのです。

だけど、自分の良心が許さない。

誰に頼まれたわけでもないのに本気で心配してカンカンに怒って、「やっていいこと・悪いこと」を真剣に伝えてくれた頑固親父たちの気概は、私のなかに理想の大人像としてしっかり刻まれています。

ワンパク小僧も背筋を伸ばす、祖母からの「平和」の教え

門限破りの常習犯だった私

故郷の岩手は山があって川があって空き地があって、そして子供だった私にはたっぷり時間がありました。

学校から帰ったら玄関を開けて「ただいま！」すかさずカバンを放り投げて「いってきます！」わずか3秒の早技で外にすっとんでいったものです。夏は川遊びや釣り、冬にはスキーと、自然を存分に活用した遊びはいま振り返ると結構贅沢で、ちょっぴりスリリングな刺激に満ちていました。

実家の隣は消防団の詰め所。そのすぐ側《そば》は農協の倉庫。

消防団員の会合を覗き見して大人気分を味わったり、友達と一致団結して農協の倉

庫に（もちろん勝手に）秘密基地をつくってみたり。

小学生男子の秘密基地への情熱は相当なもので、少しでも快適にしようと熱心に手を入れたものです。

遊びはいつも楽しくて楽しくて、時間は本当にあっという間に過ぎてしまいました。まだまだ遊び足りないのに、いつの間にか空には一番星が……。

「あ、やべ」と、辺りが暗くなっているのにハッと気がつき慌てて家に帰るのですが、当然親は怒り心頭です。

私の下には弟と妹がいるので長男の私が自由すぎては示しがつきません。

「暗くなる前に帰るって約束でしょ！　何度言ったらわかるの！」と叱られ、時には庭の小屋に連行され「ここで反省しなさい！」と閉じ込められてしまうことも。

「あんなに怒るなんてすごく心配したんだな。ごめんね」と反省するどころか、呑気に「腹へった〜」と、戸板の隙間から漏れてくる晩御飯の匂いにぐーぐーお腹を鳴らしていました。

門限破りの常習犯だった私は、いつも玄関先で「絶対に明るいうちに帰るから」と必死で謝るのですが、「昨日も一昨日もそう言った！」と、ききいれてもらえません。が、時折、親の怒りが一気にやわらぐことがありました。友達の親から「お土産」を持たされたときです。

友達の家も農家が多かったので遊びに行くと「お土産だ、持ってけ」と、ジャガイモや大根、立派なメロンを持たせてくれたのです。矢巾町は原木椎茸の栽培が当時から盛んで、ザルいっぱいの椎茸もよくいただきました。

親も農家ですからお土産のありがたみはよく知っています。一片たりとも無駄にしないよう保存や調理に取り掛かるので、私への怒りは一旦置いておかれるのでした。早速、夕飯に出されたお土産は、新鮮・とれたて、まごうことなき産地直送。いつも格別な味わいで「ありがとな！」とお礼を言いながら食べたものです。

「命」が当たり前にある、今の暮らしは当たり前か？

遊んで怒られて食べて寝て。

屈託なくのびのびと過ごしていた子供時代でしたが、シュッと背筋が伸びる時間がありました。

戦争を経験した祖母が当時のことを話してくれるときです。

釜石製鉄所を擁する釜石市は、終戦一か月前の七月一四日、長崎に原爆が落とされた八月九日の二回にわたって大規模な艦砲射撃を受けました。犠牲者七〇〇人以上、市街地は焼け尽くされ全滅。生き延びた人々も家や財産を失ってしまいました。

いつも優しくニコニコしている祖母でしたが、苛烈な時代を生き抜いてきた人だったのです。

祖母の吶々《とつとつ》とした語り口に嘘や誇張はありませんでした。ただただ平和を尊ぶ気持ちと命があることへの感謝が込められていました。普通のどこにでもいる優しいおばあちゃんが死にさらされる体験をしてきた。そのことに子供心に畏怖にも似た思いを抱くのでした。

戦死した親族の話も深く心に残っています。

ごく普通に生きてきた人が遠い戦地で命を落とすことの残酷さ。戦死の報を受け取った親兄弟の悲しみ。小学生の私でも胸が痛くなるほどでした。

――生きていたら家族に囲まれて暮らしていたのかな。おばあちゃんみたいに僕くらいの孫の世話をしていたのかもしれない。

戦争を経験した世代に育ててもらったことは、かけがえのない財産です。幼いながらも自分の生きる世界が当たり前ではないこと、先人の努力のおかげで今の暮らしがあることを理解させてもらったからです。

そこかしこで煙が上がる焼け野原に立ち尽くしたとき、どんな思いが去来したのでしょうか。

家も財産も失い生活に困窮するしかない現実を突きつけられたときの、絶望はどれほどだったでしょうか。

二度とそのようなことがあってはいけません。政治の一丁目一番地は「国民の命を守ること」。この言葉の重みをズシンと感じることができるのは、祖母の教えのおかげです。

だからキミにも声を大にして言いたい。「戦争は絶対やってはいけない」ということを。

人生を決めた体が震えるほどの感動体験

「体が震えるほどの感動」

激しく心が揺さぶられたときのことを、このように表現します。

オーバーな表現だと思いますか？

決してオーバーではありません。ついでに言えば単なる比喩でもありません。

私自身が「震えるほどの感動」を実際に体験したから断言できます。

感情が強く動かされたとき、その波動は体にも伝わり、震えとなってあらわれるのです。

世界一のレーサーを夢見てチャリンコライダーは走る

父の整備工場のスタッフがモトクロスのレースに出るというので、ドライブがてら応援に連れて行ってもらったのは私が保育園のとき。

モトクロスはオートバイで未舗装のコースを周回してスピードを競いあうスポーツです。いくつものカーブ、土を盛り上げたジャンプ台、波状の凸凹が続くウォッシュボード（洗濯板）、ウッドチップを敷き詰めフカフカにした路面など、コースは難所の連続です。

見た目は平坦だけど緩く傾斜していたり、深く刻まれたタイヤ痕にハンドルをとられたりと、コースに出れば一瞬たりとも気が抜けません。

スピード、パワー、バランス、天候、メカニック、ライダー間の駆け引きと、ありとあらゆる要素が詰まったダイナミックな競技、それがモトクロスです。

幼い私は初めてのレース観戦で、瞬時にモトクロスに魅了されました。

オートバイの轟音、オイルの焦げる匂い、小さな私の鼻先をかすめる大人の手からはオイルの匂いがしました。

会場に漂う緊張感は幼い私にも伝わってきてドキドキがおさまりません。スタートラインに向かうスタッフもいつもと表情がちがいます。

いよいよスタートのとき。

凄まじいエンジン音をあげて一斉に飛び出したライダー達は、ひしめきあいながらコースを疾走し、土煙をあげてカーブを曲がり、青空に次々と舞って、地上に降りるやいなや猛スピードで駆け抜けていきます。

瞬《また》きも忘れて見入っていた私の体は、いつしかブルブルと震えていました。

体が震えるほどの感動。

保育園児の私は、初めて見るモトクロスのレースに魂を鷲掴みにされたのです。

そのときに決めました。

「世界一のレーサーになる！」

人生で初めて掲げた「夢」を、それからずっと追いつづけることになります。


保育園時代に芽吹《めぶ》いていた私の性分~リスクよりも「夢」を

家に帰った私はすぐさま父に直談判です。

「僕のオートバイをつくって！　お願い！」

父が整備工場をしているので「イケるかも?」とダメもとでお願いしたのですが、当然、却下。

一回二回の拒否は想定内です。「今日はイケるかも」と期待しながら、毎日毎日しつこく「オートバイつくって!」と言い続ける一方、自転車で自己流トレーニングを重ねました。

カーブや停車のときは常にドリフト(タイヤを横滑りさせながら走行させるテクニック)。平坦な道よりも凸凹や傾斜の激しい悪路を狙って進み、ジャンプ台を自作して飛びまくっていたので生傷が絶えません。

痛い思いは何度もしました。

それでもモトクロスへの気持ちは全く萎《しぼ》むことはありませんでした。

目の前の危険を回避することより、危険を越えた先に存在するであろう「誰よりも早く走る自分」に会いたくて仕方がなかったのです。人生最初の「夢」を叶えることで頭はいっぱいでした。

これ、いま思い返すと私の性分です。

三つ子の魂百までとはよく言ったもので、モトクロスもチェアスキーも、そして政治の世界もリスクなんか気にもせず飛び込んだのでした。

真剣に必死に命をかけて夢を叶えようとすると、確かに避けられないリスクはあります。体やら懐《ふところ》やら、ハートだってダメージが絶えません。

でも、いいこともあります。

自然と周囲に「ちょっと力を貸してやるよ」という人が集まってくれるのです。混じりっ気のない善意を惜しみなく提供してくれる人たち。

キミが真剣に夢を追い続けたら一緒に走ってくれる人は必ずあらわれる。

ついにオートバイがやってきた！

粘り腰というかしつこいというか、初めてモトクロスを知った保育園のあの日から一日も欠かさず「オートバイつくって」と言い続けていた私に、親がとうとう根負けしたのが小学校三年生のとき。ついに子供用の五〇ccのオートバイを用意してくれたのでした。

元来、私は飽きっぽいタイプだったのです。

算盤教室に通えば算盤をミニカーがわりに転がし（流石にローラースケートにはしなかった）、体を動かすのが好きだからと卓球教室に入れられると秘密基地が気になって全く集中できない有様。なんでも三日坊主だったので、親はオートバイを与えるまで数年にわたって様子見をしたのでしょう。

「悔しさ」は「楽しさ」の種

初めての愛車は自転車とはまったくちがいました。オートバイのパワー、パワーゆえの難しさ、難しさゆえの面白さ。

知ってますか？　手こずるって本当に面白いんです。

子供用の五〇ccオートバイに初めて乗った日に、ウイリー（前輪を地面から浮かせた状態で走行する技術）やドリフトをジャンジャンきめていたら、あれほどオートバイにのめり込まなかったかもしれません。エンジンのパワーに振り回されず楽にコントロールできていたら、数日でほったらかしていたかもしれません。

スイスイできれば「俺って天才!?」と有頂天になったことでしょう。

でも、簡単にクリアできることがおもしろいのは最初だけ。だんだん張り合いや刺激がなくなってきたはずです。なんせ、私は飽きっぽい子供でしたから。

ミスって転んで「ちっくしょー」と叫び、オートバイを起こしながらなぜか顔は笑っている。

悔しいけど楽しいのです。いや、悔しいから楽しいのです。

もし、キミがなにかを始めたとき。
上手にこなせないと悔しくて悔しくて、気持ちが挫けそうになるかもしれません。
だけど、「悔しい気持ち」を与えてくれる対象に巡り会えたのは幸せなことです。
悔しさを味わったとき。それは真剣勝負のゴングがなったときです。

ハンドルは自分で握る、行き先は自分で決める

整備前後の車の調子を確認するためのスペースが工場裏にあったので、そこでマイバイクを乗り回していました。

ただ、お客さんから預かった車を傷つけるとたいへんですから、母親に「チョロチョロ危ない！　走るなら学校のグラウンドで！」とアドバイス（？）を受けます。

私は「なんていいアイディアなんだ！　やっぱりお母さんはすごい！」と、早速小学校のグラウンドに進撃です。

グラウンドは広くて人もいなくて思う存分走れました。これからはここで練習しようと爆音をあげてドリフトをきめていると、「こら!!　横沢！」と叫びながら校舎から先生が飛び出してくるではないですか。

「お前、ふざけんな！　暴走族か！」

「えー、あ、すみません」と神妙な顔をしつつ「暴走族じゃないし、レーサーだし。あー早くオートバイ乗りたい」と心の中ではハンドル操作のシミュレーションをしながら聞き流していました。

「聞いてるのか！　もういい早く帰れ！　二度とグラウンドでオートバイに乗るなよ！」

「え？（お母さんが行けって言ったのに）、あ、はあ、わかりました」

決めるのは自分、責任をとるのも自分

オートバイを押して家に向かいながら「お母さんもまちがったことを言うんだ。大人がいつも正しいとは限らないのか」と妙な教訓を得たのでした。

小学生の子供にとって親は絶対的な存在ですが、親だって人間。間違えることもあります。

正直なところ「お母さんが言った通りにしたのに」と、先生の叱責を理不尽に感じたのですが、誰の提案であろうが実行したのはほかでもない私。ペナルティを受けるのは自分なのです。

誰かの言う通りに動くと意外と楽ちんです。

「考えて決断する」には時間も体力も必要なので、他の人に肩代わりしてもらえればそれは楽です。

でも、結果を引き受けるのは自分しかいません。

「誰か」は責任を取ってはくれないので、どんなに納得いかない結果でも、自分がやった以上、責任は自分に降りかかってきます。自分だけが「理不尽」で苦い思いをするのです。

人の提案や指示に安易に乗っかるのはやめよう。

やることは自分で考えて決めよう。

小学三年生のとき、校庭暴走事件から得た教訓です。

自分で決めた行動の結果、怒られても失敗しても理不尽の苦味はありません。いっそ清々しいほどです。

大事なことはオートバイが教えてくれた

初めてのオートバイがやってきてから、週末になると北上川の河川敷のコースに父が連れて行ってくれました。オートバイとガソリンと小学生の私を「ポン」っと置いて父は仕事に戻っていきます。

コースに着いたら夕方に父が迎えに来るまでひたすら走りつづけました。小学生が一人でコースを何周も何周も回り、燃料が切れたら自分でガソリンの補充までやってしまうのは昭和の時代ならではでしょう。

帰りを急《せ》かされるよりはよっぽど気楽。一人でのトレーニングを寂しいと思ったことは一度もなくて、なるべくゆっくり迎えに来てくれるといいなと思っていたほどです。思う存分オートバイに乗れる。そのことだけが私にとっては重要だったのです。

「オートバイがあればいい、オートバイがあれば一人でも怖くない」

暗くなるまで飽きずに走りつづけた私ですが、野犬に追いかけられたときはさすがに焦りました。

野犬ってホントに速いんですよ！

未熟な小学三年生が運転する五〇ccオートバイを追い込むには十分すぎるほどの速さです。とくに興奮した野犬はリミッターが外れて疲れを知りません。

フルスロットル（アクセルペダルを思いっきり加速する状態）で逃げ回りながら「お父さん、早く戻ってきて！」と、あのときばかりは心の中で絶叫しました。

転倒したら確実に野犬に噛みつかれる状況です。決してミスは許されない緊張感のなか野犬との白熱したレースは数分に及び、諦めた野犬がやっと去っていったときはどっと汗が出ました。

逃げ切った安堵でぐったり……ということはなく、野犬レースに勝利した私のテンションはマックス。すぐに練習再開です。

「今のですごく速くなったよな。次はもっと大差をつけてやる」

ガソリン調達から日々の整備まで、少年のオートバイ管理

時間があればオートバイに乗っていたので結構ガソリン代が必要でした。オートバイを準備してくれただけでもありがたかったので、親にガソリン代をねだるのは忍びない。というよりもカッコ悪い。

「オートバイ乗りとして自分のオートバイは自分で面倒をみろ」と、父親から一通りのメンテナンスを仕込まれていたので、ガソリン代だって自分で稼ぐのが当然だと思っていたのです。

ラッキーなことに実家の整備工場では自転車も扱っていましたから、パンク修理担当として名乗りを上げました。修理方法を教えてもらい「一台五〇〇円」で請け負うことになったのです。

子供であってもそこは商売。依頼があったらすぐに対応するので自分の時間が削《そ》がれるのですが、決して「閉店」しませんでした。

仕事はキッチリ丁寧がモットー。でも、「みんなどんどんパンクしないかな。そしたらガンガン稼げるのに」とこっそり思っていたのは内緒です。

自分の夢は自分で面倒をみる

子供の成長の第一歩は「自分のことは自分で」。二、三歳にもなれば、それまで親がかりだったトイレ、着替え、食事、歯磨きなどを少しずつ自分でできるよう促《うなが》していき、そこから徐々にできることを広げていきます。

さて、小学三年生の私が「自分のことは自分で」が、できていたかというとちょっと怪しい。学校から帰ったらカバンは玄関に放り出したまま。学校の準備もいい加減で忘れ物も多い。遊ぶこと以外は関心のない、まあ適当な子供でした。

でも、オートバイだけは別だったのです。

「自分のオートバイは自分で面倒をみる」と決めていました。

これ、突き詰めると「自分の夢は自分で面倒をみる」ということになると思うのです。私の夢は「世界一のレーサーになること」。オートバイのメンテナンスもガソリン代を稼ぐのも、すべては夢を実現するため。

キミの夢を育てられるのはキミだけなのです。夢を叶えるために意地とプライドもってやっていこうぜ。

人間の可能性は「バネ」みたいなもの

ビギナーズラックは本当に幸運か？

両親が贈ってくれた子供用のオートバイは、私にとって初の相棒。心から愛着のあるオートバイでしたが「五〇CCは子供の遊びだよな」と、子供のクセに思っていました。競技に出場できるのは八〇CCからだったのです。

「早くレースに出たい。力を試したい。勝ちまくりたい！」

トレーニングに励む傍ら、パンク修理の稼ぎと、お小遣いやお年玉をせっせと貯め、中学二年生のときに中古の競技用オートバイを手にしました。

これでレースに出場できます。

それまでぼんやりとした目標だったレースが、突如現実のものとなったのです。明確な目標があると練習にも熱が入ります。ベストコンディションをキープするためオートバイのメンテナンスも欠かしませんでした。本気で初戦から「勝ち」を取りにいく気でいたのです。

そしてついにレースデビュー。「出場＝優勝」しかイメージしていなかった私は、意気揚々と岩手県選手権に出場しました。

大人も一緒の大会で、中学二年生の私は最年少のレーサー。

「初出場、最年少で優勝って劇的だよな」と優勝を確信して走った結果は、なんと一六人中一六位の最下位。

ゴールした瞬間、悔しくて悔しくて涙が止まりませんでした。

「初レースでよくがんばった」「完走しただけでも十分だ」との言葉をかけられても、涙はとめどなくあふれます。

負けた。悔しい。ただそれだけ。

そして、翌日からより一層、激しいトレーニングの日々に突入したのです。

最下位から一位になることができた理由

中学生は免許がとれる年齢ではないので公道ではオートバイに乗れません。オートバイはエンジンをかけた状態であれば押して進むのはそれほどたいへんではないのですが、無免許では公道でエンジンをかけるのも不可。レースの練習ができる山まで片道三〇分、エンジンをかけていないオートバイを押して毎日通いました。

雨の日も風の日もとにかく山に出かけたのです。岩手出身の宮沢賢治の「雨にも負けず、風にも負けず」は有名なフレーズですが、中二の私は「耐え忍ぶ」という感覚はありませんでした。「次は勝つ！」というリベンジに燃える私は、雨も風も一切気にならなかったのです。

振り返ってみるとよくやったなあという感じですが、あの頃は「ガソリンが節約できる！」「これって筋トレだよな」「帰りは下り坂で楽ちんだ〜」と、あっけらかんとしたものです。

「たかが片道三〇分なんて屁でもない。負けるほうが何倍も何倍も辛いんだ。次は勝つ、絶対に」

それだけを考えていました。

果たして初戦から一年後の岩手県選手権。地道なトレーニングはしっかりと結果を出してくれました。

前回の最下位から一転、一位をとることができたのです。

最初からいい結果を出せる人もいるでしょう。でも、多くの場合、最初からスムーズにいくことはありません。レアケースだから「ビギナーズラック」なんて言葉もあるのです。

人間の可能性は「バネ」みたいなものじゃないでしょうか。

バネをギューっと指で挟んで縮めて縮めて、パッと離すと勢いよく飛び上がります。ギューっと挟む力はなにかというと「悔しさ」です。

悔しさが大きいほど縮めて縮めて内に力が蓄えられて大きく飛躍できるのです。

キミの流す悔し涙。それは飛躍の前兆です。

2章

突然の運命のマイナスをプラスに変えていく問いかけ

「動かない足」に直面した瞬間、人生に問う「どう生きればいいのか」

夢への第一歩、テストライダーに

保育園時代にモトクロスレースに衝撃を受け「世界一のレーサーになる」と決めた私は、親からオートバイを贈られた小学三年生から走りつづける日々でした。練習を重ね中学二年でレースに初参戦。以来、練習・レース、練習・レースの日々を送っていました。

そんな私も高校生になり将来の進路を考えるようになります。

世界一のレーサーになる夢は一ミリも揺らいでいませんが、さて、どんなルートで頂上を目指すべきか？

そんなとき地元のオートバイショップの重役の方が「テストライダーはどうだ？」と勧めてくれたのです。

どんなスポーツでもそうですが、本気で競技に取り組むとお金の苦労が尽きません。とくにモータースポーツは、お金がかかる部類に入るでしょう。ヘルメットやオートバイ、ブーツやプロテクターなどの装備を本気で揃えると数十万単位でお金が飛びます（お下がりや中古で多少安く抑えられますが）。

オートバイの購入・維持費、練習コースの利用料、練習場やレース会場への移動コスト、レースエントリー料など、なにをするにもお金が必要なのです。

「テストライダーになればオートバイに乗って給料がもらえる！」と、単純な私は大喜びです。テスト用のオートバイは競技用のオートバイと全く異なると分かっていましたが、常にエンジン音に包まれて仕事ができるなんてワクワクしました。

が、一方で「テストライダーはプロレーサーになるための通過点」とドライにとらえてもいたのです。あくまでもゴールは「世界一のレーサー」。思いを胸に高校卒業後は地元を離れ、静岡にあるバイクメーカーに就職したのでした。

先輩への返事は『はい』か『イエス』だけ

新型車両は耐久性や機能性をあらゆる角度からテストします。私は新人ながら「カンレイチテスト」の専任に任命されました。

「おう新人。岩手出身だろ？　寒さはベテランだよな」

「はい、寒さ大丈夫です！」

「よし、じゃあカンレイチテスト担当な」

「はい！」

モトクロスは荒っぽいスポーツなだけあって、中学高校時代、周囲はバリバリの体育会系。「先輩への返事は『はい』か『イエス』だけだぞ！」と叩き込まれてきた私は「断る」という発想を持ち合わせていません。「カンレイチテストってなんですか？」と聞くこともなく反射的に「はい！」と言ってしまったのでした。

連れて行かれた大型冷蔵庫の前で「カンレイチって寒冷地のことか〜」とやっと気づきます。

極寒のなかでの機能の変化を調べるため、オートバイとともに大型冷蔵庫に入りエンジンをかけたり止めたり。「岩手出身でも寒いよ！」と、ガタガタ震えながらも任務を全うしたのでした。

新人時代はスクーターにもテストでよく乗りました。一一〇〇ccの大型バイクに乗りたいのはやまやまですが、それはベテラン先輩の特権。

新人の私はスクーターで時速六〇キロをキープしながら、六・五キロのテストコースをなん往復もします。まっすぐに伸びるコースは走っていて気持ちいいのですが、気持ちよすぎてポカポカ陽気の日なんかはフワーッと眠気に襲われることも。

すると時速三〇〇キロで疾走する大型バイクがスレスレのところを一気に走り抜けていき、耳をつんざく爆音とハンドルがとられるほどの風圧でハッと眼を覚ますのでした。公道だったら完全に危険運転ですが、私がウトウトしているのに気づいた先輩の愛の鞭（？）です。

いろんなテストを担当しましたが、私が好きだったのは郵便局の配達用バイクの耐久テスト。

あのバイクは配達用の特別仕様車なんです。特殊な使用状況を再現するため一〇メートル進んでストップ。スタンドを一度完全に立てて、次に完全に上げて再スタート。繰り返していくうちに、ブーバタン、ブーバタンと次第にリズムに乗っていく感じがなんとも面白かったのです。

テスト用の高価なバイクを一週間に三回も転ばせてしまい、可愛がってくれていた先輩もさすがに「もうかばいきれんぞ」と、あきれた顔は、今でも忘れられません。

「足元を見ろ」の哲学

焦りから迷走する日々

市場に出たオートバイは、きれいな舗装路だけを走るわけではありません。ドライバーもさまざまで、走りが好きな若者もいれば自転車がわりに使うお年寄りもいます。どんな環境・乗り手であっても安全に走れるオートバイであるためには、テストライダーの評価が欠かせません。

意義がある仕事だし好きなオートバイにも乗れる。でも、私が目指すのは「世界一のレーサー」。次第に焦りが生まれてきました。

チームに所属してレースに出場してはいましたが、はっきりいって伸び悩んでいました。世界で戦うためには国際A級ライセンスをとらなくてはいけません。各地で開催される全日本選手権を転戦してポイントを稼ぎ、シリーズランキング一〇位以内に入ったライダーだけに与えられるライセンス。それが国際A級ライセンスです。年間一〇人のトップライダーしかライセンスを掴み取ることはできません。

すぐにA級ライセンスをとるつもりでいたのに、全く手が届かない成績が続き少なからず動揺していました。

頑張っても頑張っても結果が出せないのはトレーニングが足りないせいだと考えた私はハードなトレーニングを重ねます。すると、成績が上がるどころか怪我が頻発するようになりました。

完全な悪循環に陥り、打開策も見つからないままもがいているうちに両手首、そして鎖骨を骨折してとうとう病院送りです。

「オートバイも潮時かもな」

病院のベッドに横たわりながら夢を諦めるときが来たんだなと、自分のオートバイ人生を静かに振り返っていました。

そんな私の胸の内を見舞いに来てくれたチーム監督は見抜いたのでしょう。

「横沢、焦るな。前ばかり見るな。足元を見ろ。退院したら最大限の努力をしろ。そして待て」

遠くを見ない、肝心なのは足元だ

監督に指摘されるまで、私は自分が「焦っている」ことに気づいていませんでした。「焦る？　俺が？　強くなろうと努力しただけだよ」と、監督の言葉がすぐには受け入れられなかったのです。

監督が帰ったあと、その言葉を何度も反芻《はんすう》するうちに、ようやく入院直前の自分の様子を客観視できるようになりました。

――成績を上げたかった。A級ライセンスをとりたかった。上手くなるためにハードトレーニングを続けた。そして怪我をした。確かにこれは空回りといえるか。でも、あのときは空回りしていることにも気づかなかったよな。うん、俺は焦っていたのかもしれない。焦っていると遠くばかり見て、足元に意識が向かなくなるんだな。

成績不振の原因ははっきりしました。自分のなかの「焦り」だったのです。

――退院したら「焦り」を捨てて、もう一度オートバイに乗ろう。

やっぱり私はオートバイが大好きで、夢を諦められなかったのです。

「待つ」ことは「備える・蓄《たくわ》える」こと

退院後はテストライダーの仕事にもいっそう真面目にとりくみました。気持ちに隙があると「焦り」が入り込んでしまうような気がしたのです。なすべきことにしっかり集中していれば、「焦り」を遠ざけることができました。

モトクロスのトレーニング内容を全て見直し、監督の言った「最大限の努力」を今日も明日も明後日も、続けることだけを自分に課しました。

努力の先になにがあるかは考えません。足元だけをしっかり見つめて進むことにしたのです。

そうして迎えた新たなシーズンでは開幕戦で四位に。シーズンのスタートで今までにない手応えを感じている私に監督が言いました。

「チャンスが来たぞ。よく待ったな」

このチャンスを絶対にものにする。そんな意気込みで戦いつづけ年間総合九位の成績を上げることができました。ついに国際A級ライセンス取得です。二三歳、「世界一のレーサー」の夢に一歩近づいた瞬間でした。

前へ前へ、速く速く。モトクロスはそんなスポーツです。

だからといって、「前へ前へ、速く速く」と結果を出そうとしてもうまくいかないのです。

それは、どんなスポーツでも仕事でも同じ。早く結果を出そうと前だけを見て突進していると、足元の危険に気がつきません。道はいつも平坦で安全な舗装路とは限らないのです。

国際A級ライセンスを取得するまでは、決して平坦な道ではありませんでした。

うーん、例えるなら「ぬかるみ」。

足がとられてしょっちゅう転ぶのですが、遠くの目標が気になるあまり足元を全く見ていないのだから当たり前です。監督に指摘されるまで、そんな当たり前のことに気づかないくらい焦っていました。

小学三年生でオートバイに乗り始め、最初のレースでは最下位だったものの、自力でリベンジを果たし優勝をもぎとった。そんな体験があった私は、A級ライセンスもほどなく取得できると思っていたのです。

努力したらすぐにチャンスがつかめると思うなんて、まだまだ若かった。

夢に向かっている努力を重ねているキミへ。

チャンスがやって来るのは、一年後かもしれない。

もしかしたら一〇年後かもしれない。

チャンスがいつやって来るのかヤキモキするよりも、いつやってきてもガシッとつかみにいけるように努力を重ねて「待つ」。

「待つ」ことはチャンスに備えて力を蓄える準備期間じゃないだろうか。

運命の事故の衝撃と絶望感に

モトクロスで新しい道に進むと決めた、そのとき大怪我を

国際A級ライセンスをひっさげて全日本選手権を転戦する日々は充実していました。A級ライダーとなった翌年に結婚、長男誕生。

よく人生を「駆け抜ける」とか「突っ走る」と表現しますよね。私の場合、子供の頃からずっと本当に「オートバイで突っ走る日々」を送っていました。

オートバイ以外にも生活が広がったことで心境に変化があらわれ、それまでの「突っ走る日々」を振り返ることが多くなりました。

二〇代前半は必死で走り続けた。これから後半。どう生きるか？　思い出に浸るとか、「俺、結構がんばったな！」と悦に入るとかではなく、これからの人生をどう生きるか考えるために、過去の自分を総括する必要があったのです。「俺の生き様」を

過去・現在・未来と俯瞰しようとする試みです。

やっぱり未来においてもオートバイは人生の中心に据えておきたい。朧《おぼろ》げに見えてきたのはオートバイから広がる人の輪でした。自分のほかに後輩や若者、もっと小さな子供たちもいます。

ライダーを育てたい。後進ライダーを育て、小さな子供たちにオートバイの面白さ、安全な乗り方を教えていきたい。そのために必要なのは……。

「モトクロスコースをつくるぞ！」


自分たちのモトクロスコースが完成した日に

オートバイはたくさんのことを教えてくれました。

苦い思いもたくさんしましたがオートバイがくれたものは全て宝物でした。その思いは今も変わりません。

たくさんの子供たちに自分だけの宝物を持ってほしい。トップライダーになりたい若者がいるなら全力でサポートしたい。そんな思いを胸に二五歳のとき静岡から地元の岩手に戻ってきました。

賛同してくれた仲間とコースがつくれる山を探し、半年かけてモトクロスコースをつくりあげていきました。

コースが完成した日。広がるコースは陽の光を受けて輝いて見えました。

仲間同士で、あれもしたい、これもしたいねと、コースの未来を語り合って盛り上がります。

まずは試運転だと、私がコースに出ることになりました。

いよいよこれから始まるんだな。ライダーを育てるという新しい夢に向けてのスタートです。

半年間、手をかけてきたのですから、コースはすっかり頭に入っているはずでした。ひとつ目の山を超え、次の山にジャンプで着地するはずが、ほんの少し、本当に少し距離が足りなかったのです。

オートバイと一緒にドーンと地面に叩きつけられるように落下しました。それからフラフラ、ポテンとオートバイごと倒れたのです。

「ああ、やっちまった」と、起きあがろうとしたら……体が動かない。あれ、おかしい。変だぞ。意識ははっきりしています。立ち上がってオートバイを起こそうと思うのですが、体が言うことをききません。

モトクロスでは転倒や落下は珍しいことではないので、仲間たちも「またかあ」とのんびり眺めていましたが、私がいつまでも起き上がってこないので異変に気づいて駆け寄ってきました。

「大丈夫か」

「うーん、なんか起き上がれないんだよね」

「足は動くか」

「ん？　あれ、動かないな」

そのとき背中に激痛が走ったのです。今までの怪我とはちがう不気味な痛みに、頭の奥がキンと冷えた気がしました。

「ごめん、ちょっとやばいかもしれない。救急車を呼んでもらえる？」

仲間たちは、一刻も早く救急車と合流するため、コースづくりに使った合板を即席担架にして私を山の麓まで運んでくれました。即席担架に乗せられた私は、振動が伝わるたびに走る激痛に、ギュッと目を閉じて耐えることしかできませんでした。

九九・九九パーセントの絶望と〇・〇一パーセントの希望

病院に着いたら、すぐさまレントゲンとＭＲＩの検査を受け、医師から説明を聞きました。

診察室で見せられたレントゲン写真は衝撃的でした。素人の私がみても骨が激しく損傷していることがわかったのです。

一二番まである胸椎のうち一〇番と一一番が落下の衝撃で潰れていました。さらに折れた骨が脊髄を断裂していたのです。

ひどい状態なのは分かりますが、私の関心は怪我の状態より、ここからどれくらいの期間で回復するのかに移っていました。背骨に走った不気味な痛み、激しく損傷した骨のレントゲン写真は恐怖でしかありません。恐怖を振り払いたくて、回復という希望を求めたのです。

「どれくらいでオートバイに乗れるようになりますか？」

私の質問に担当医師はしばらく「ううーん」と唸りました。

「手術してみないとわかりませんが……。現代の医療では九九・九九パーセント車椅子生活になると思います。歩くことは難しいでしょう」

オートバイに乗れないどころか、歩くこともできないなんて。あまりの絶望で意識が遠くなりかけたとき、ハッとしました。

――九九・九九パーセントダメだって？ じゃあ残りの〇・〇一パーセントに賭けようじゃないか。手術でもリハビリでもやってやる。痛いのは慣れてる。絶対に歩いてやる。

なんで死ぬことにこんなに必死になっているんだ？

病院のベッドで考えた「死」

粉砕した骨を整える手術をしましたが、術後の痛みは想像を絶するものでした。日本刀で背中を突き刺されたような痛みが二週間は続いたでしょうか。痛み止めを打ってもらってスーッと眠りに落ち、薬が切れるとまた痛みに襲われる。その繰り返しです。

モトクロスコースは完成したばかりだし、長男はまだ二歳、三か月後には二人目が生まれます。車椅子でどうやって家族の生活を守ればいいのか。絶対に歩けるようにならなくてはいけない。歩けるようになるんだと、ベッドの柵にしがみつきながら痛みに耐えていました。

この痛みに耐えればまた歩けるようになると信じていたのです。

家族や友人は毎日見舞ってくれました。スクールは無事にスタートし、仲間たちは「安心しろ、待ってるからな」と励ましてくれます。

皆の優しさは嬉しくて「ありがとう、すぐ戻るよ」とニコニコ受け答えはしていましたが、お見舞いに来てくれる人たちとベッドで寝ている自分は全く生きる世界がちがって見えました。夜になって一人になると、どうしようもなく不安で辛くて布団を被って声を殺して泣いていました。

絶望という病

激痛の日々を超えて徐々に痛みはやわらいできましたが、不安はどんどん大きくなっていきました。足が全く動かせなかったのです。

それでもリハビリを始めればきっと歩けるようになると、〇・〇一パーセントの希望にすがるのですが、段々と「もし、二度と歩けなかったら」と想像する時間が増えていきました。

病院のベッドに横たわり、天井を眺めながら考えるのです。

——俺はずっと寝たきりのままなのかもしれない。子供たちと一緒に山に行ったり海に行ったり、キャッチボールもサッカーもしたかった。子供たちといろんな経験を共有したかった。

自分が体をいっぱいに使って夢中で遊んでいたように、子供たちも活発に育って欲しいと願っていましたが、もはや一緒に楽しむことはできません。ベッドで寝たきりの存在なんて家族に迷惑をかけるだけです。

——死んじゃうか。

希望の反対は絶望。そして絶望とは死に至る病なのです。

○・○一パーセントに賭けると言った威勢もどこへやら、希望のひとかけらも見出せずに、ただただ絶望に沈んだ私は真剣に死ぬことを考え始めました。

どうやって死のうか。病院の屋上から飛び降りるか。いや、ベッドの上に起き上がることもできないんだから屋上に移動なんて無理だ。

ベッドの上でできる方法を考えて病室をキョロキョロ見回すと、点滴スタンドが目に入りました。

これに紐をかけて首を吊ろうと思いつきシミュレーションしますが、しょっぱなからつまずきます。そもそも適当な紐がないのです。もし紐を入手できても上体を起こしてスタンドに紐をかけることは無理。この案も却下です。

どうにか手はないかとじっくり病室を眺めまわしていると、ベッド脇の棚に果物ナイフがありました。なんだ簡単じゃないかと即実行しようとしたら、まだ起き上がれない私にはナイフまで全然手が届かなったのです。

歩けないからあれもできない、これもできない。じゃあ死のうと思っても死ぬことすらできない。

全くの八方塞がりの状況に苛立っているとポンっとある考えが頭に浮かびました。

——なんで死ぬことにこんなに必死になっているんだ？

一生懸命に生きる道を探すのならわかります。でも、こんなに「がんばって」死のうとするなんて馬鹿馬鹿しいにもほどがあります。そんなエネルギーがあるなら生きることに注いだほうがよっぽどマシです。

それからは、わざわざ「できないこと」を探して嘆き悲しむのはやめました。

できないこと探しよりもできること探しを。

ぜひキミにも覚えておいてほしい。絶望という死に至る病の特効薬は「できること探し」。この特効薬を処方できるのは自分だけなんだ。

リハビリ専門病院への転院、そして転機が

障がいがある彼等がこんなに素敵な笑顔でいられるのはなぜ？

急性期病院での緊急手術から数か月の入院を経てリハビリ専門病院に転院することになったとき、私のなかに「〇・〇一パーセントの希望」が蘇りました。

九九・九九パーセントの確率で車椅子と診断されましたが、それは〇・〇一パーセントの可能性があるということ。可能性はゼロではないのです。

モトクロスでは何度も何度も繰り返し練習してさまざまなテクニックを身につけてきました。リハビリをガッツリ詰めればまた歩けるようになると信じていたのです。

忘れもしません。転院したその日は一九九八年三月五日、長野パラリンピック開会式の日でした。

日本開催ではあるものの「パラリンピック」は注目度が低く、私もどんな競技があ

るのかさっぱり知りませんでした。入院中にテレビで流れていればなんとなく見るという程度でしたが、さまざまな障がいを持った選手の繰り広げる姿にリハビリ中の私は励まされました。

生き生きと自信に満ちた選手達の表情はまぶしかった。障がいがあってもこんなに素敵な笑顔でいられるのは、なぜなんだろうと不思議に思ったものです。まさか、自分が数年後にこの舞台に立つことになるとは想像もせずに。

もしかして一生、車椅子生活に？

「歩けるようになるぞ」と意気込んで転院して来たものの、事故から三か月ものあいだ寝たきりだった私にはベッドに上体を起こすことさえ高いハードルでした。

体を起こした瞬間にサーっと血の気が引いてバタンと倒れてしまうのです。

全身の筋肉もすっかり削げ落ち、これが俺の体なのかと悲しくなりました。

でも、自ら命を断つことまで真剣に思い詰めたとき「できないこと探しはやめる、できること探しをする」と決意したのです。最初の目標はベッドに起き上がること。

千里の道も一歩から。
看護師さんの訓練のおかげでベッドで上体を起こす時間も少しずつ長くなってい
き、バタンと倒れることもなくなりました。
少し自信がついたところで、おっかなびっくりながらベッド横に置いた車椅子に移
動する練習も始めました。
「座れた！　車椅子に移れた！　嬉しい！」と、少しずつ自信がついていきました。
でも、リハビリが進んでも一向に足は動く気配はなく、リハビリが進むほどに「歩
けない」可能性のほうがムクムクと大きくなっていったのです。
そうなると私も弱い人間で、気がつくとまた「できないこと探し」ばかりを始めて
いました。
「この調子だと歩けるようになるのはいつだよ」「いや、本当に歩けるようになるの
か」と、ネガティブな気持ちと「いや、歩くんだ」という願いのなかで揺れ動いてい
ました。
こんなときは、ついつい悪いほうにばかり思考が走ってしまいます。

自分でも持て余していたグラグラ揺れる気持ちを、ぶっ飛ばしてくれたのは一個のライターでした。

きっかけは「オレには手がある」の大発見

当時の病院には院内に喫煙所があるのは珍しいことではなく、入院生活のオアシス、入院患者の社交場となっていました。

私はタバコは吸わないのですが、そこでの他愛もない会話が好きで、車椅子に乗れるようになるとちょいちょい通ったものです。脚や腕は自由に動かなくても口は動く方ばかり。明るく笑いに満ちた場所でした。

常連さんの一人に、病気の影響で両手両足を切断した男性がいました。リハビリでは義足での歩行訓練、義手を使った訓練に取り組んでいましたが、普段は装着していません。

男性は肘から先がわずかに残った腕を使って車椅子に移動し、器用に操作して喫煙所までやってきます。慣れた様子でやってのける姿を見ると、いつも圧倒されました。

たまたま喫煙所で隣り合ったとき、その方がどうやってタバコを吸うのか興味がわきました。

それとなく見ていると両腕でタバコの箱を挟み、顎や口を駆使して箱を開け、唇を巧みに使って一本抜き取ります。流れるような一連の動作は「すごい」の一言です。

ここまでは順調。でも、問題は「火」。どうやってタバコに火をつけるんだろう。

すると、男性は私を見て言ったのです。

「横沢くん、ちょっとライターでさ、火をつけてくれる？」

「え、はい」

ライターをとって火をつけ男性がくわえるタバコに近づけました。

喫煙所でのありふれた光景ですが、その瞬間、雷に打たれたような衝撃が体を貫いたのです。

――俺には手がある。

「ぷはー、うまい。ありがとな、横沢くん」

――この手で、できることがある。

動かない体に落胆し、また「できないこと探し」の沼にハマり始めていた私が、キッパリと「できること探し」にハンドルを切った瞬間でした。ささいなできごとが心に起こした変化を、真剣に信じてみようとしたんです。

キミがキツい思いをしているとき、状況をひっくり返してくれるのもほんの小さなできごとかもしれません。

新しいことに挑戦するとき、向こう見ず派、それとも慎重派？

挑戦の成果は紙切れ一枚の厚みだけれど

なにか新しいことに挑戦しようとするとき、一気に走り出すタイプもいますが、慎重に進むタイプもいます。キミはどっちですか？

慎重すぎると段々と気持ちが「やらない」方に傾くものです。「時間がない」「お金がない」「うまくいかない」と、「できない理由」はどんどん湧いてくるからです。

挑戦してうまくいかなかったときに「できなかった理由」を探すのはいいと思うのです。次に活かせますから。

でも、「できない理由」は「挑戦」の機会を奪ってしまう危険な存在です。

「できない理由」に流されると挑戦を諦めてしまいます。進むことを諦めてしまいます。そうするうちに自分のなかの自信がどんどん目減りしていってしまいます。

「挑戦」は大それたことではなくて日常のなかにこそあります。目覚ましのスヌーズ機能を使ってギリギリまで寝つづけるのをやめるのも挑戦。締め日直前にいつも慌てる仕事に余裕をもって取り組むのも挑戦。

小さなことでいいんです。いえ、小さなことがいいんです。一回一回は紙切れ一枚の薄さでしかなくても、一〇枚、二〇枚と重ねていけば、一〇〇枚になった頃には挑戦が習慣になり、一〇〇〇枚になったら確かな自信になっているのです。

「できること探し」は誰かと一緒に

私のライフワークのひとつに「自分の体験を伝えること」があります。「講演会」というお堅い雰囲気は苦手なので、「笑いをとる」を密かな目標としつつパワーポイントを使いながらざっくばらんにお話ししています。

「できないこと探しから、できること探しへ」とお話しすると、「どうやってできることを見つけたらいいのかわからない」という質問が、毎回、必ず上がります。

私自身の経験でいえば誰かに協力してもらうのが一番だと思います。

リハビリ専門病院で出会った、医師、看護師、理学療法士、作業療法士、ケアマネージャーという「その道のプロ」は「できること探し」でもプロでした。私の可能性を引き出そうと、さまざまな情報を提示し、機会をつくってくれたのです。

自分の知恵や経験に、多くの人の知恵や経験が加わると思わぬ化学反応を起こすことがあります。

家族や友人、先生、先輩や後輩など、誰かと一緒に考えてみると、できることの一個や二個は必ず見つかります。

もしかしたら気乗りしないこともあるかもしれませんが、周囲がすすめてくれることならちょっと乗っかってみるのもアリ。案外、フィットするかもしれないし、全く合わなかったとしても、乗っかった経験は必ず次のアクションへの助走となって生きてきます。

そして、できること探しのもうひとつのコツは「焦らないこと」。

「できることが見つからない」と焦ってはいけません。

「できることが見つからない」のは、「何もしていない」のと同じと思い込んでいませんか？
ちがいます。「できること探し」を「している」のです。

3章

困難の中のかけがえのない愛と人の支《ささ》えとの出会い

リハビリテーションの人々の自分《わたし》を動かす凄い力

リハビリは機能回復訓練だけでなくQOL（生活の質）も

「生きる道」に踏みとどまる

リハビリ専門病院に転院したばかりの頃は「絶対に歩けるようになる」と強く信じていました。

医師の見立てではほぼ絶望的なことは理解していたものの、「俺だけでも俺を信じないと終わりじゃないか」。

今も昔もとことんまで粘るしつこい性格ではありましたが、○・○一パーセントの「歩ける可能性」にしがみつくことが自分を奮い立たせる唯一の方法だったのです。

手術直後は「絶望」から自殺がよぎるほど追い詰められた自分です。

そこからどうにか「生きる道」に戻ってきました。せっかく戻ってきた道をまた踏み外してしまわないように「歩けるようになる」という「希望」が是が非でも必要だったのです。

前章の最後のエピソード、喫煙所での些細なできごとで気持ちの大転換が起きたのは転院からしばらく経った頃。リハビリに打ち込むなかで、歩くことは叶わないかもしれないと薄々感じ始めていたときです。

病院の皆さんの心からのサポートがなければ、気持ちの大転換は起きていなかったでしょう。真剣に私と向き合ってくれる方々とタッグを組んでリハビリに取り組むなかで、事実を受け入れる心の準備が少しずつ整っていったのです。

リハビリ（リハビリテーション）とは単に機能回復訓練ではなく、障がいをもった方の生活の質を高め、社会生活を取り戻すことを目的としています。

私にとってのリハビリは横沢高徳再生へのプロセスでした。

横沢高徳は、夢を掲げ、その夢に向かって突っ走るのが好きで、できないことがあればあるほど燃えるタイプ。

たくさんの方の「思い」に支えられたリハビリ生活を通じて、私が再生されるまでを振り返ってみたいと思います。

見返りを求めないサポートのおかげで

急性期病院では手術後は絶対安静でほぼベッドで寝たきり。入浴はできず清拭のみ。床ずれもできていました。転院初日に「特浴」で数か月ぶりに入浴させてくれたのは、なによりの歓迎に思えました。

介助者がリフトなどのサポート機器を操作する「特浴」は、自力で体を動かせなくてもしっかり浴槽に浸かることができます。

久々の入浴は本当に気持ちがよくて、新しい環境での暮らしに緊張と不安でガチガチだった心をほぐしてくれました。

「気持ちいいでしょう」

湯気が上がるなか看護師さんが明るく話しかけてくれます。

私が気持ち良さそうにしていると一緒に嬉しそうにしてくれるのです。「うちの旦那も脊髄損傷してね」と、さりげない会話でリラックスさせてくれました。

身も心もすっきりしたところで、転院翌日から早速リハビリスタートです。

ベッドで上体を起こすことすらできなかったのは先に書いた通りですが、みぞおちから下が完全に麻痺し、ビリビリと痺れがある私にとって日常生活の全てがハードルとなっていました。ほんの些細なことも地道な訓練をしないと越えられないのです。

暑さ寒さの感覚がないうえ血流が悪いので霜焼けや凍傷を起こしやすい、肺炎や尿路感染症のリスクがある、打撲や傷に気づかず悪化しやすい、排泄コントロールなど、以前は気にもしなかったことにいちいち注意が必要な生活であることを教わり、対処法を指導されました。

リハビリはできないことの連続でしたが、医療スタッフの皆さんは本気で真剣に、明るく指導してくれました。できないことばかりで私自身がうんざりしはじめても、スタッフは粘り強くサポートしてくれたのです。

キミがもし、誰かにとてつもなくお世話になることがあったら。覚えておいてください、誰かに心から尽くす人たちは見返りを求めません。彼らは「当然のことをしただけ」とさらりとしているので、「恩返ししたい」というキミの気持ちは宙ぶらりんになってしまうかもしれません。キミの「恩」はこれからの人生で返していけばいいのです。それこそが、一番の恩返しとなります。

リハビリというか、もはや「トレーニング」

「車椅子で階段を使ってる人がいる！」

リハビリの最初に「これからは両腕が足代わりにもなります。とにかく上半身を鍛えましょう」と伝えられました。

今考えると「トレーニング」と呼ぶに相応しいメニューでした。両腕で自分の体を浮かせて車椅子から自動車の運転席に移動する。車椅子を畳んで車に積み込む。ドアを閉める。次はその逆から。それを繰り返す。

あるときは両腕に持った杖で体を支えながら歩く訓練もしました。

体操の十字懸垂って知ってますか？　両手で吊り輪をつかみ、両腕が水平になるまで体を持ち上げ、正面から見たとき「十」に見えるポーズをとる技です。

きつそうでしょ？　きついんですよ。

体操部出身のリハビリの先生に「十字懸垂やりましょう」と軽く言われたのですが、クリアするまでかなり苦労しました。

ぶるぶる震えながらも十字懸垂を披露したときは「本気にすると思わなかったよ〜」と大受けでしたが、言われたことは『はい』か『イエス』で全力で取り組んでしまう私の性格を十分知っているので、先生も絶対本気だったはずです。

少しずつ、少しずつできることが増えていった私は、どんどんハードルを上げたくなりました。

リハビリの先生と一緒にレアなケースを探して英語の文献にあたっていると、すごい情報を発見。

「車椅子で階段を使ってる人がいる！」

「エスカレーターもだって！」

顔を見合わせて即座に「やりましょう」。

もちろん最初からうまくはいきません。大怪我につながりかねないので慎重に進めていきました。ついにクリアしたときはリハビリの先生と一緒に大はしゃぎです。

病院の近くに急勾配の坂があったのですが「てっぺんまで行けるんじゃない？」という雰囲気になったときは「登頂チーム」(山といっていいほどの難易度だったのです)を組んでくれました。無事にてっぺんに到達したものの、ジェットコースターばりの角度があると車椅子で下るのは恐怖そのもの。登頂チームに手助けしてもらいながら、そろりそろりと下山していきました。

いつも温《あたた》かく、ときに厳しく

この病院が受け入れた脊髄損傷の患者は私が第一号。

初めてのケースに対応するため、スタッフの皆さんは特別メニューを作成し万全の体制を整えて待っていてくれました。実際にリハビリが始まってからは、私の状態や要望に柔軟に対応していく方針に切り替えていったそうです。

どんどんハードルを上げたがる私を止めることなく、ときには逆にハードルを上げてきたりしながら、大らかに見守ってくれました。

大らかとはいえ、締めるべきときはビシッとしています。

松茸狩りの帰りだという先輩がお見舞いに来てくれたことがあったのです。

「駐車場の車に準備してるから」

連れて行かれると、車内はまさかの簡易居酒屋。

先輩は焼いた松茸を差し出しながら、

「これ食ってがんばれ。ほら、酒もあるぞ」

久しぶりのアルコールは沁みました。先輩の優しさも沁みました。

「ありがとうございます……」

「なんだよ、これくらい。うまいだろ。どんどん飲め」

あやうく涙がこぼれそうになったところでリアウィンドウが「コンコン」。

振り返ると看護師さんが能面のような表情で立っているではないですか！

「！」

「横沢さん、面会時間は終了ですよ」

今もことあるたびにこの病院には通っています。

その節は本当に本当にお世話になりました。これからもよろしくお願いします。

何があっても「俺は俺」

みぞおちから下が麻痺している私は腹筋や背筋がまったくききません。その代わりに動かせる筋肉＝鍛えられる筋肉を徹底的にトレーニングしました。

リハビリという名のハードトレーニングは挑戦する楽しさが確かにありました。集中しているときは不安からも解放されるので余計に没頭したのかもしれません。

でも、リハビリから一か月経っても二か月経っても足は動く気配はありません。反面、トレーニングの成果で両腕ができることは着々と広がっていきました。

障害者手帳の申請に迷う

リハビリが進み、そろそろ退院を意識し始めるようになった頃、「体にフィットする専用の車椅子をつくったほうがいいよ」とアドバイスを受けました。

「えー、いいですよ、高いし」

即座に断ったのは、歩いて退院するつもりだったから。なんで勝手に車椅子で退院することにしているんだと、腹の中ではムッとしていた私にソーシャルワーカーが退院後の生活について丁寧に説明をしてくれました。

ソーシャルワーカーとは、医療スタッフ、患者、家族それぞれと連携しながら、リハビリに集中できる環境を整えるためにサポートしてくれる存在。

たとえば入院中にのしかかってくる経済的な問題、退院後の生活への不安など、とても当人や家族だけでは対応しきれない諸々について、ソーシャルワーカーは行政サービスも含めて細やかにアドバイスしてくれます。

そうした事情に疎かったので、スロープや手すりなどの住宅改修補助、高速道路や公共交通機関の割引、公共料金や税金面での配慮など、全く知りませんでした。

退院後の暮らしに不安があった私にとって非常に助かるサポートの数々ですが、問題は「障害者手帳」がなくては受けられないということ。

ソーシャルワーカーは障害者手帳があるとさまざまな支援を受けられ、負担が軽減されればそれだけ社会復帰も円滑に行くと説明してくれるのですが……。

歩けるようになると信じていたから術後の強烈な痛みにも耐えた。ハードなリハビリにもくらいついている。それなのに、なぜ障害者手帳の話をされるのかと、腹立しくも思っていました。

まるで、車椅子で生活することが確定したようではないですか。

でも、頭では「手帳があると助かる」と理解していたのです。

理解してはいたのですが、手帳を申請することは障がいを受け入れること。つまり、歩くことを諦めるような気がして、私にはなかなか決心がつきませんでした。もう歩けないという現実を受け入れたくなかったのです。

障がいを受け入れること

苦しい逡巡のなか、術後すぐ見舞いに来てくれた父との会話を思い出しました。

ベッドに横たわる私を見て父は聞きました。

「足は動くのか？」

「動かないよ」

「ん。感覚はあるのか？」

「ないんだ」

「そうか、障がい者か」

父自身も現実を飲み込もうと必死だったのでしょうが、父の発した「障がい者」の一言は深く突き刺さりました。

――俺は変わらず一人の人間だ。俺は俺なのに、健常者だったり障がい者だったり、なんで見方をコロコロ変えられなきゃいけないんだ。

あれから数か月。転院してリハビリをして両腕でたくさんのことができるようになったけれど、相変わらず一歩も歩くことはできず、ソーシャルワーカーから障害者手帳の説明を受けて迷っている自分がいました。

金銭面のことを考えたらすぐさま申請すべきだ。でも、歩くことを諦めたくない。でも、でも……。

――俺は俺じゃないか。

手帳の申請には確かに葛藤がありました。決断には苦しみが伴いましたが、決めてしまえばいつまでもウジウジするのは性に合いません。車椅子をセミオーダーするときには「思いっきり自分好みにしてやる」と、オートバイ乗りとしてのこだわりを詰め込みました。

今までと違う自分を受け入れるのは、勇気が必要なことです。

でも、どんな状況であれ自分は自分。キミはキミ。本質が変わることはないのです。

ゲレンデでプレゼントされた新たな「夢」

「車椅子の自分」への抵抗

長野パラリンピックの開会式当日に転院してきたこともあり、リハビリのときはパラリンピックがよく話題に上がりました。

理学療法士と作業療法士の先生との初めての面談のときのこと。

「パラリンピック始まりましたね」

「そうですね」

「パラリンピック、本気で目指してみたらどうですか？」

「え？　ええ、そうですね」

一応、大人なので笑顔で対応しましたが、そのときの私の心境はというと一言「むかつく！」。歩くためにここに来たのに、なぜ障がいが残る前提で話しているんだと憤慨していたのです。

歩けない現状を少しでも受け入れていたら「パラリンピックという世界のステージをすすめられて光栄」と思ったかもしれませんが、私はちがいました。

スタッフの皆さんには、リハビリの目的は「車椅子で日常生活をこなせるようになり社会復帰すること」と説明されているのに、「いやいや、絶対歩けるようになる」と、闘志を燃やしていたのです。

リハビリが進んでからも、「横沢くん、スピード好きでしょ？」「チェアスキーで世界を狙えるよ」と、度々水を向けられるのですが、その度に「そうですね」「やってみたいですね」と、満面の笑顔で応えていました。

そんな気はさらさらないのに。

再び歩くためにリハビリをしているのだから、パラリンピックは自分には無関係だと本音ではキッパリ拒絶していたのです。

そんな私の胸中とは裏腹に、スタッフの皆さんは「本気」でパラリンピックをすすめていました。

彼らは全員が私のことをよく知っていました。オートバイでの戦歴、事故のこと、身体能力、性格、家族構成、そしてどんなにリハビリしても歩けるようにならないことも。

それなのに、私は本気で「歩けるようになる」と信じてリハビリに取り組んでいる。歩けない現実に直面したとき支えになるもの――夢――が、この男には必要だと早くから備えてくれていたのです。

善意の策士たち

リハビリ専門病院を退院したのはスキーシーズンに入った頃。

退院の翌日にリハビリの先生から電話がありました。

「横沢くん、退院おめでとう！　よくがんばったね」

「ありがとうございます（昨日の今日で連絡？　忘れ物でもしたのかな）」

「明日、チェアスキーのトップ選手が近くのスキー場に練習に来るのよ」

「へー、そうなんですか」

「一緒に見に行かない？」

「え？」

「見るだけだからさ、時間あるでしょ？」

「え、まあ」

「スキー場はすっごい寒いから、あったかい格好、うんスキーウェアで来てね」

「はい、わかりました」

入院中に体温調節の大切さを教えてもらっていたので、これもリハビリの一環かなと言われた通りにスキーウェアを調達して翌日に備えました。

スキー場に到着するとびっくりです。

担当医師、看護師さん、リハビリの先生と、病院でお世話になった皆さんが勢揃いしているではないですか。皆さん、休みを合わせてやってきたそうで、「そんなにチェアスキーを見たいのかな」と呑気に考えていました。

今なら分かります。

皆さん、私に「新しい夢」をプレゼントするため、激務のなかの貴重な休みを使って、スキー場に集合してくれていたのです。

紹介されたチェアスキー選手の傍にはチェアスキーが一台ありました。予備のスキーなのかなと思っていると、

「今日はね、たまたま一台余分があるって」

「あら、横沢さん、乗ってみたら？」

「そうだね、せっかくだし」

プロの手際のよさで、あれよあれよという間にチェアスキーに乗せられ、ベルトで体を固定され、両手にはアウトリガー（先端に小さなスケート板がついたストック）を握らされ。

チェアスキーに座らされて両手のアウトリガーを雪に刺しました。チェアスキーはシート下から伸びたパーツが一枚のスキー板に繋がっています。雪面に接地しているのはスキー板と両手のアウトリガー。この三つで体勢をキープします。

「いいね。ちょっと動いてみようか。前に行ける？」

わけもわからないまま、スキー板と両手のアウトリガーでバランスをとりながら体

重移動すると、チェアスキーがわずかに前方に移動しました。

「すごい！　後ろにも行ける？」

しばらく繰り返すと、全員が褒めちぎってくれました。

褒められると嬉しくて、自然と笑顔がこぼれます。

「ありがとうございます！」

「せっかくだからさ、リフトで上に行って滑ってみようよ」

「え？」

またもやプロの手際のよさで瞬く間にリフトに乗せられ、頂上へと連れていかれました。おっかなびっくりリフトから降り、改めてチェアスキーに腰を据えて頂上からコースを見下ろしたとき。

唐突に涙があふれました。

抜けるような青空の下、真っ白な雪がどこまでも続き、世界は光り輝いていました。

自分でも訳がわからないまま、涙がどんどんあふれ、みんなに見られるのが照れ臭くて慌ててゴーグルを装着しました。もしかしたらバレてたかな。

車椅子での生活は制限ばかりだと思っていました。

でも、雪山のてっぺんから、こんなにきれいな景色を眺められるのです。

たくさんの人が支えてくれるから。

その人たちが差し出してくれた手を、素直に握り返してみよう。

その人たちが私に見せようとする景色に、目をこらしてみよう。

あの日、あの時、私とチェアスキーとパラリンピックが繋がったのです。

それは病院の皆さんからのプレゼントでした。彼らはリハビリの仕上げに「夢をプレゼント」してくれたのです。

滑《すべ》って転んで雪まみれのなかで蘇《よみがえ》った「挑戦する感覚」

ここまでの善意はなぜか

「じゃあ、滑ってみようか」

スタッフに促されて、いざチェアスキーでの初滑りです。

なんといっても国際A級ライダーですから、バランスとスピードのコントロールはお手のもの。豪快に風を切り、全身でスピードを感じながら華麗なシュプールを描いて……そこまで一年はかかりました。

チェアスキー初日は五メートル進んではパタン。隣で控えているスタッフの皆さんが駆け寄ってきて起こしてくれて再スタート。すると、また五メートルでパタン。

みぞおちから下が麻痺して腹筋も背筋もきかないので、チェアスキーに乗ったときに踏ん張りが効かず、バランスが取れなくてすぐに転倒してしまうのです。一度転ぶと一人で体勢を立てなおすこともできませんでした。

転んでは起こされ、また転んでと遅々として進まないなか、先ほど紹介されたチェアスキー選手はとんでもないスピードで何本も滑走しています。

私のすぐ隣をシャーっと滑り抜けていくものですから、巻き上げる雪をさんざん浴びるうちに腹の底から闘志が湧いてきました。

――あのオッサンが滑れて、なんで俺が滑れないんだ！

闘争心に火がつきました。寒いも痛いも一切消えて、「絶対にうまくなる！」それしかありません。

五メートル進んでパタン、五メートル進んでパタン。スタッフがチェアごと私を立たせる。その繰り返しでリフト一本を滑り切るのにとてつもない時間がかかりました。

てっぺんで見た真っ白な雪は、コースを終えたときにはすっかり夕陽の色に染め上げられていて、私もスタッフも汗だく。へとへとです。

「横沢くん、すごいよ、よくがんばった！」

「滑り切ったじゃない！」

「たいしたもんだよ」

スタッフの誰一人「疲れた」「たいへんだった」とは言いませんでした。全員が笑顔で、私の初滑りを口々に讃えてくれたのです。

彼らはとても嬉しそうでした。

チェアスキーの重量と私の体重を合わせると八十キロ。足元の悪い雪の上で何度も駆け寄って助け起こしてくれて、相当疲れたはずです。激務のなか貴重な休日をわざわざ雪山までやってきて、やらなくてもいい苦労をして、こんなに嬉しそうにしている。

彼らが無私の精神でここまでの善意を注いでくれるのは、なぜか。

今なら分かります。人は人のために動くとき、とてつもなく力がわいてきます。自分が少しでも誰かの役に立てたと感じられれば、それはなによりの喜びなのです。

たくさんの助けが新たな夢へ導いてくれた

「絶対にうまくなる！」と、必死に滑って（転んで？）いたとき、私の中には「挑戦する感覚」が蘇っていました。事故以来すっかり失っていた感覚で、私の生きるチカラの源ともいえます。

雪まみれになっている最中は挑戦しているときの高揚感でいっぱいで、スタッフの皆さんの思いを想像することもできなかったのですが、コースからの帰り道、車を運転しながらやっと一日を振り返る余裕が生まれました。

――なんで、たった一人の患者にここまでしてくれるんだろう。大事な休みを犠牲にして、お金にもならない、たいへんなだけなのに。

先ほどまでのスタッフの笑顔や声掛けをつらつら思い出していると、入院中のことが一気に蘇りました。

私のために「ここまでしてくれた」人たちの顔、言葉、ときに涙。

毎日、病室にやってきてくれた家族、友人、バイク仲間たち。

怪我の痛みや歩けないかもしれない恐怖、リハビリの苦しさなど、自分のことだけでいっぱいいっぱいだった私ですが、やっと周囲の人の気持ちに気付かされました。

たくさんの人の支えがあったから、また挑戦するチャンスがやってきたのです。きっとこれからも、たくさんの人に支えてもらう人生でしょう。

損得抜きで力を貸してくれる人達に一方的に頼ってばかりでは不甲斐ないものです。自分にできる恩返しをしたくなりました。

そのとき、転院の日に見たパラリンピックの開会式がポンっと頭に浮かんだのです。

——パラリンピックに出よう。メダルをとって恩返しをしよう。

強く確かな「夢」を再び掲げた瞬間でした。

歩くこと、そしてオートバイに乗ることを諦めたのではありません。いつか医療が進歩して再び歩けるようになるまで、その夢は大事にとっておいて、まずはパラリンピック。

新しい夢、胸踊る挑戦が始まりました。

夢はあきらめない…

勝負の世界に舞いもどる

「夢を掲げて生きる」「夢はでっかく」。

私の信念です。

潜在能力のことを「伸び代《しろ》」と言いますが、これだって最初から決まっているわけではありません。でっかい夢を目指して精進するうちに、一ミリだったのが二ミリ、五ミリ、一〇ミリと育っていくのです。ちんまりまとまっていては伸び代も育ちません。

パラリンピックを目指す。それだけでも大きな夢でしたが、私はさらに「金メダル」を狙っていました。夢はでっかく、です。

長年、ライダーとして、スピード・バランス感覚、勝負勘も磨いてきたので、実はちょっぴり自信もあったのですが、見事に打ち砕かれました。

チェアスキーに本格的に取り組んだのは二七歳（一九九七年）。当時はチェアスキー歴一〇年以上の選手も珍しくないなか、かなりのスロースタートを挽回するには練習あるのみ。

長野パラリンピックで日本選手団の主将を務め選手宣誓をした四戸龍英さんをはじめ、トップレベルの選手がしのぎを削る世界で、彼らの背中を追う毎日が始まりました。

オートバイ時代の繋《つな》がり

どんな競技であれ日本のアスリートの多くは練習場の確保に悩み、費用の捻出に苦しみます。練習場の多くは健常者仕様になっているので、パラリンピック競技であればなおさら負担が増す傾向があるのです。

そうした苦労はもれなく私も経験しましたが、私にとって幸運だったのはバイク時代の繋がりがあったことです。

チェアスキーは最高時速一〇〇キロ超。車体にかかる遠心力の強さはF1に匹敵するともいわれ、雪面を猛スピードで滑り抜けるハードな競技では車体性能も成績に大きく影響します。

チェアスキーの性能は、衝撃や振動を軽減する「ショックアブソーバー」で決まります。気温、日光、風や降雪などで刻々と変化する雪面の状態に速やかに反応し、かつ軽量であることが条件です。

ショックアブソーバーに求められる機能は、オートバイのサスペンション技術と共通する点も多く、ライダー時代にお世話になったメカニックやメーカーはとても心強い存在でした。

「横沢好み」を熟知してくれているので、微妙なニュアンスを読み取って、あうんの呼吸で調整に反映してくれるのです。

浜松にある馴染みのバイクショップにチェアスキーの調整を頼んだときのこと。偶然、昔のオートバイ仲間がショップにやってきました。

事故以来、数年ぶりの再会です。

「横沢、いまこれに乗ってるの？」

「うん、チェアスキー。座って滑るスキーだよ」

「へえ、で、横沢は速いの？」

怪我の後遺症はきつくないのかなどの質問は一切なく、「競技に挑戦している。では成績は？」とくるところはさすがバイク仲間。戦う者どうしの心地よい会話を交わし、勝負の世界に帰ってきたことを実感しました。

オリンピックが親子の夢に

「がんばれ」の重みが違う

スキー板は練習後の手入れが欠かせません。練習のあとは外したスキー板を台に乗せて水分を拭き取り、汚れを落としてワックスがけをします。長さのあるスキー板の手入れは腹筋背筋がきかない私には難しい動作で、代わりに息子たちが担ってくれました。

いつしかパラリンピックは親子の夢にもなっていたのです。

チェアスキーを始めてから数年後に離婚してシングルファザーとなった私は、仕事と家庭とパラリンピックと、いくつもの役割をこなしていけるか気弱になったこともありました。息子たちはなんとしても育て上げなくてはいけません。

一番の心配は「お金」。世界を舞台に戦うのは本当にお金がかかるのです。

当時、海外遠征には一回七〇万円以上が必要で、一シーズンで三〇〇万円以上が飛んでいきます。

子供達の教育資金として積み立てていたお金を「本当に解約するんですか？　もう少し考えてみては？」と何度も止められながらも解約し、その場で遠征費用として振り込んだこともありました。

みるみるお金が減っていくのです。私ひとりならどうとでもなりますが、子供との生活、子供の将来を守らなくてはいけません。さんざん悩んでパラリンピックを諦めると、ある日、二人に伝えました。

「チェアスキーを続けるには大金が必要だ。二人に不便な思いはさせたくないんだよ」

子供を不安がらせることを言っているなと胸がチクチクしましたが、二人の答えは明快でした。

「お父さんは一度大怪我をして夢をなくしたよね。せっかく見つけた夢でしょ。やれるだけやって、お金が本当になくなったら、そのとき考えようよ」

親が思っている以上に、子供は親のことを見ているのです。

自棄《やけ》になった姿や消沈した姿よりも、夢を追う姿を見たいのです。

そういえば、入院中はこれからの人生、ベッドで寝たきりの親父の姿しか子供達に見せられないのかと考えては苦しくなったものでしたが、そんなことはなかった。「がんばる姿」を見せることができるのです。

（国会で障がい者スポーツ支援に力を入れる原点はこの時があったからです）

お金の心配はあっても必死で夢に喰らいついているほうがうんといい。「がんばる」の意味を、体を張って子供達に教えることも親としての役割なはず。

人を応援するとき「がんばれ」と声をかけますが、がんばってきた人からの「がんばれ」は言葉の重みがちがいます。

キミが発する「がんばれ」の重さはどれくらいですか？

次はお前たちの番

ソルトレークパラリンピック（二〇〇二年）はまだまだ私にとっては別次元の話。

でも、トリノパラリンピック（二〇〇六年）では選考には及ばなかったものの射程圏内に入った手応えがありました。

二〇〇八年のアルペンスキーワールドカップに初出場で大回転一二位に食い込み、日本障害者アルペンスキーチーム入りを果たして国際大会に参戦できるようになったとき、いよいよパラリンピック出場が現実味を帯びてきました。

そして二〇一〇年のバンクーバーパラリンピック。三八歳にして初出場を果たします。結果は二一位。やれるだけのことをやって、力を尽くした結果に悔いはありません。

バンクーバーには息子二人を招待しました。

ほっぺを真っ赤にした二人は、大声援を上げながら、日の丸を一生懸命に振ってゴールで迎えてくれました。

肩で息をする私のもとに駆け寄ってきます。

「おう、父さんの滑りどうだった」

「かっこよかった。泣いちゃった」

「そうか、今度はお前たちが父さんを泣かせろよ」

そう言いながら私の目にも涙があふれ、三人で強く抱き合ったのでした。

子育ては「自分育て」、チーム横沢は「挑戦する仲間」

「大変だった」から「面白かった」へ

脊髄損傷する大怪我を負って緊急手術から入院生活を送っている最中、同じ病院で次男が誕生しました。

看護師さんに車椅子を押してもらって会いに行った次男が元気に手足を動かしているのを見て、ありがたいことだと思いました。足が動くこと五体満足なことは当たり前ではないのです。

次男の誕生はもちろん嬉しい。でも、喜びが大きいほど心に影が差します。父親である私が車椅子のせいで二人の息子が学校でいじめられたり、辛い思いをするのではないか。車椅子で子育てができるのかと不安に押しつぶされそうでした。全くの杞憂《きゆう》でしたが。「車椅子での子育て」は、さらに「車椅子でシングルファザーの子育て」

へと進化（?）しました。長男が七歳、次男が五歳の頃です。

「たいへんだったでしょう」とよく聞かれるのですが、振り返ってみると「おもしろかった」の一言につきます。

片方が子供を叱れば片方がフォローすると、父親と母親は自然と役割分担するものですが、私の場合は一人二役をこなす必要がありました。

いくら正論でもガッツリ叱られると凹みます。反発を感じることだってあるでしょう。叱ったあとには私の意図を丁寧に説明して、「気持ち」を伝えるようにしました。

正反対の役割を同時に担うのは、なかなかできない体験です。

ただ、がんばって父親・母親両方をこなしているつもりでも、まだ幼い二人です。母親を恋しそうにしているときもあって、そんな気配を感じたら「お母さんだよ、おっぱいどうぞ」とやってみました。

シングルだけど賑《にぎ》やかな子育て

子育ての基本方針はかっこよくいえば「自主独立」。実態はというと「放牧」に近かったかな。

私自身が自由にのびのびと育ちましたから、子供達にもあれこれ言うことはありませんでした。「友達を傷つけない」「人の嫌がることをしない」という大事なルールを守る以外は「なんでもやってこい！」。

痛い思いもするかもしれませんが、それも成長のために必要な経験です。

私の母、ご近所さん、地元の友人、モトクロスやチェアスキー仲間と、たくさんの人が私たち親子に関わってくれました。いろんな形の愛情を注がれて成長できた息子たちは幸せ者です。

男三人の暮らしは合宿のようで、それぞれできることをやっていました。私は主に料理担当。ダイニングテーブルは高さが丁度いいうえ、足が入れられるので車椅子で調理するのに具合がよく、カセットガスコンロを置いて料理をしていました。

卵焼きとか味噌汁とか簡単な料理ばかりですが、栄養バランスには気を配っていました。私はチェアスキー、息子たちはモトクロスと全員がアスリートだったからです。

そうなんです、息子たちはモトクロスを始めたのです。小学三年生の長男が乗り始めると、いつの間にか次男までがトレーニングをするようになっていました。

「挑戦する仲間」として共に進む

息子たちがモトクロスを始めたいと言ったとき、手放しで喜べない自分がいました。モトクロスの魅力は深く理解していますが、リスクも骨身に染《し》みて知っているのですから当然です。ただ、「絶対にダメ」とも言えませんでした。

二人とじっくり話しました。

「危険を伴う競技だから中途半端な気持ちではダメ。世界を目指す覚悟で取り組んでほしい。真剣に頑張るなら全力で応援するしサポートをする」

とはいえ、私自身、パラリンピックに挑戦中の身。雪がある季節は三人でスキー場へ。チェアスキーの車への積み込み、練習後のメンテナンス、スキー場のポール立てなど、子供達がサポートしてくれました。

雪が溶けてもやっぱり山に向かいます。今度は車に子供達とバイクを乗せてモトクロスのトレーニングです。雪があったらチェアスキー、なければモトクロスと、年中、三人で山に入っていました。

自分の夢を追いかけ、互いの夢を応援するひとつのチーム。挑戦する仲間。それが私たち親子でした。

「僕の夢はお父さんの夢」

長男が小学生のときの作文で書いてくれた言葉です。

現在、次男はプロのレーサーとして活動中です。長男は怪我でレーサーを断念しましたが、メカニックとして次男をサポートし一緒に世界を目指しています。

長男にはもうひとつの顔があります。それが地元矢巾町の町議会議員。モトクロスは反対しなかった私も、政治の道に進みたいという相談にはやや渋い顔をしてしまいましたが、最終的には本人の判断に任せました。

自分の夢を追いかけ、互いの夢を応援する。チーム横沢は健在です。

4章

夢や希望を叶《かな》える「気づく力」

挫折、敗者、どん底から逃げない

「どん底」にいるときこそ、自分の可能性に気づく

日本の若者の死因で最も多いのは、不慮の事故でも病気でもなく「自殺」です。若い世代の自殺率は他国と比べても深刻な数値となっており、先進国のなかでは最も高いという悲しい現実を抱えています。

死を選ぶほどに追い詰められた若者の状況を思うと苦しくなります。私自身の過去が生々しく蘇るからです。

オートバイ事故後、私も死ぬことで頭がいっぱいになるほど追い詰められてしまいました。いいえ、「追い詰められた」のではなく、自分で自分を「追い詰めた」のです。

「きっかけ」はささいなことでいい

子供の頃からずっと「世界一のライダーになる」という夢を掲げ、国際A級ライセ

ンスを取得し走り続けるうちに、「モトクロスの魅力を多くの人に知ってもらいたい、次の世代を育てたい」と新たな夢も生まれました。

仲間とともに作り上げたモトクロスコースが完成したその日に大怪我を負ってしまい、まさに天国から地獄。

オートバイに乗るどころか歩くこともできない体になり、夢のかけらも残っていません。できないことばかりのこれからの人生になんの希望も見出せず、死ぬことしか考えられなくなっていました。

まさに「どん底」。そこから脱することができたのは、本当にささいなことがきっかけでした。

病院の喫煙所で両手両足を切断した方に頼まれて、タバコに火をつけたとき、自分にもできることがあると気づかされたのです（「オレには手がある」の大発見　75ページ）。ちょっとした「気づき」が人生の風向きをガラリと変えてくれることはよくあります。私の「気づき」は、本当にちょっとしたこと、たった一個のライターがもたらしてくれました。

お声がけいただければ時間の許す限り講演会を受けるようにしているのは、私の「どん底体験」が、もしかしたら誰かの「ちょっとした」きっかけになるかもしれないと思うからです。人生に希望はないと思い込んでいる誰かの意識を一ミリでもいいから動かせるかもしれないと思うからです。

〇・〇一パーセントでも可能性があるのなら、私はその可能性に全力で賭けるタイプなのです。

成功者ではなくて「挑戦者」

うまくいかないことは圧倒的に多い

幼い頃からの夢を追いかけモトクロス国際A級ライダーになった。その後、事故で大怪我を負って車椅子生活に。周囲が引き合わせてくれたチェアスキーに魅了され、一〇数年かけてパラリンピックに出場。その後、車椅子の国会議員として活動。

私の経歴は派手なライフイベントが並んでいるように見えるかもしれませんが、それぞれのイベントの間には潜伏期間があります。

潜伏期間中はなにをやっていたかというと、挑戦の時に備えて己という刀を磨き……と、書ければ格好いいのですが自暴自棄になってズーンと落ち込んでいるときもありました。

挑戦しても必ずうまくいくとは限りません。私の経験上、うまくいかないことの方が圧倒的に多いと気づきました。

でも、挑戦が実を結ばなかったからといって、それが「失敗」かというと、まったく違います。

断言しますが、挑戦の先に「失敗」はないのです。

人生の失敗、それは「挑戦を放棄する」ことです。

勝負ごとであれば、勝った負けたはつきものですが、「勝ったから成功」「負けたから失敗」ではありません。

勝者も敗者も、どちらも「挑戦者」という点では同等なのです。

勝者も敗者もいない。いるのは挑戦者だけ

キミは「勝ち組・負け組」という言葉を知っているでしょうか。

二〇〇六年の流行語大賞にノミネートされたこの言葉には、地位や名誉、資産の多寡で「勝ち組」「負け組」と人をランクづけする発想がベースにあります。同年の流行語トップテンに「格差社会」が入っていることも偶然ではないでしょう。

私の今までを振り返れば、夢を追い求めて走り続け、指先がかすめるくらい夢に近づき、しかし、一歩届かずということが多かったように思います。

「勝ち組」「負け組」でいえば、「負け組」に振り分けられてしまうかもしれません。

でも、負け組で結構。

私は胸を張って言います。

「勝者であることより挑戦者でありたい」

どん底にいるとき、「腹の底」が見える

講演で集まってくださった皆さんに、質問をすることがありますが、さて、それは次のどれでしょう？

①モトクロスをしたことがある人！
②岩手県出身の人！
③夜逃げをしたことがある人！

正解は③。ちなみに私は全てコンプリート（達成）しています。

今まで③に「はい」と手を挙げてくださったのはお一人だけ。数年ぶりに再会した友人のような懐かしさというか、「よくぞご無事で！」と口をついて出るほど「夜逃げ」というものはなかなかできない経験です。

中学三年で体験した「夜逃げ」

実家の自動車整備工場が不渡りを出してしまったのは私が中学三年生のとき。知ってますか？「夜逃げ」って本当に「夜に逃げる」んです。少なくとも我が家はそうでした。

真っ暗ななかトラックが静かに家に横付けされ、「学校で必要なもの、大事なものだけ載せなさい」といわれました。小学生の弟妹と一緒に教科書などを次々と荷台に運びながら、「夜に逃げるから夜逃げなんだな」と妙に冷静に考えていたのを覚えています。

絵に描いたような借金取りがしょっちゅう乗り込んでくる家から離れられることに、少しホッとしていたのかもしれません。借金取りたちは昼夜問わずやってきては、「お前がチョロか？　親父はどこにいるんだ！」と大声を上げました。ちなみに「チョロ」というのはその筋の専門用語で「子供」という意味です。

「チョロ」への怒声に気づいた近所のおじさんが、場を納めてくれたのは一度や二度ではありません。

「おじさんがどうにかする。大丈夫だから。また来たらすぐ電話しろ」と、電話番号を書いたメモを渡してくれたとき、張り詰めた気持ちが緩んで涙が出そうになったのを弟妹の手前ぐっとこらえました。

両親は離婚し、母親と三人の子供たちは母方の実家で暮らすことになりましたが、私たちを気遣ってくれる人ばかりではありません。わざわざやってきては説教していく人、関わりたくないとサーっと引いていく人と、人間のいろんな表情を知りました。

そんな状況ではとても高校進学など考えられず、中学卒業後はすぐに働くと母親に伝えました。母は心労で体調を崩しがちだし弟妹はまだ小学生。とにかく少しでも家計を助けたいと思ったのです。

ところが母は「高校くらい出ないと将来困る」と就職を決して認めません。

「レーサーに学歴は関係ないから」「どうせレーサーになるなら早くから専念したほうがいい」「俺、勉強キライだし」「弟妹の生活もある」「母さんだってたいへんだろ！」。どんなに言っても母は頑として受け入れず、私だって一度言ったことは絶対に引っ込めたくありません。

言い出したらしつこい私の性分を知っている母は、必殺技を繰り出しました。

「そうだねえ、盛岡工業高校の機械科に合格したらオートバイを買ってあげるよ」

「え、ホントに？」

「うん」

「絶対？」

「約束する」

「うー、よっしゃ、受験勉強がんばる！」

借金取りから夜逃げまで、一連の騒動で受験勉強どころではなかった私は、その日から突如「受験生」になったのでした。受験まであと三か月というタイミングでした。

「相乗り作戦」で乗り切った受験勉強

心配していた担任の先生に進路変更を伝えるとパッと顔が明るくなったものの、志望校で「うーん」と渋い顔。ランクを下げろ、滑り止めで私立も受けろと忠告されて、弱気になるどころか「絶対、合格する！」と、ますます燃えてきました。

とはいえ我が家に塾や家庭教師の余裕はありません。お金が使えないなら知恵を使うだけ。相乗り作戦をとることにしました。

私と同じ合格圏内ギリギリの成績で家庭教師をつけてもらっている友人の家に遊びに行くようにしたのです。家庭教師が来る日に。

家庭教師が来ると「まだ帰るなよ～」と引き止められ、そのまま流れで一緒に勉強を教えてもらい、家庭教師が帰ったら二人で予習復習。そのうち「夕飯よ～」と呼ばれてご馳走になるというパターンでした。

さすがに食事まではと遠慮するのですが、私の家の事情を知っている親御さんの「いいから、いいから」の言葉に甘えさせてもらいました。

「お金がナイ、時間がナイ、点数が足りナイ」、ナイナイづくしの受験生だった私ですが、一緒にがんばった友人と共に「サクラサク」春を迎えることができました。

借金、夜逃げ、離婚と立て続けに起きたあの頃は我が家にとって「どん底」だったかもしれません。親は私たち子供以上に悩み苦しんだと思います。親になったから分かるのですが。

我が家の状況が激変しても変わらず接してくれた人たち、ごく自然にサポートしてくれた人たちのおかげで、切り抜けることができました。

逆境に陥ったときでも、完全に一人ではありません。

自分がどん底のとき、人の腹の底に気づけるのです。

スピード大好き人間の自分

高校入学後はいろんなバイトをしました。

学費も稼がないといけないし、大会に向けてモトクロスの練習もしたい。大会出場費用も必要だし、時間と体力が許す限りバイトの日々でした。

農家育ちの私がすんなり作業できたのが、椎茸の原木の運搬、ビニールハウスでの観葉植物への水やり。なんとなく作業の要領が分かることに加え、栽培に関わる緊張感を知っていたことも役に立ちました。

いろいろなバイトを経験してしみじみわかったのは、自分が「スピード」を求めてしまうということ。

オートバイ乗りだからスピードが好きなのか、スピードが好きだからオートバイ乗りになったのか。いずれにしろ、スピードを追求するときの集中している感じ、ハイスピードで感じるビリビリした刺激が大好きな私は、「スピード」を味わえるバイトへとシフトしていきます。

ベルトコンベアで流れてくるロールパンをビニール袋に詰めていくバイトでは、「誰よりも速く！」とガシガシ作業を続け、勢い余ってパンに指を突き刺してしまったこともありました。

パン工場では「横沢が来ると疲れる」「競争になって面白い」と、評価が分かれていたようですが、私のスピードを高く評価してくれたバイト先もあります。

宅配ピザのドライバーです。

私が高校生の頃あたりから増え始めた宅配ピザは、クリスマスや忘年会シーズンになるとスナックやバーから注文がひっきりなしに入り大忙しでした。

「配達に三〇分以上かかったら半額」が売りだったので、注文が増えるほど配達チームにはプレッシャーがかかります。

私はその状況が大好きでした。さらに雪や凍結で路面状況が悪いと「任せろ！」とますますテンションがあがったのです。

ピザが焼き上がった時点でタイムリミットまであと一〇分というときは店長が「これは横沢だ！」と叫び、「いってきます！」と颯爽と出発したものです。

ギリギリで配達先に飛び込むと、お客さんやスタッフから「来た！」「間に合った」と大歓声です。

寒風で顔を真っ赤にした私に、「あったまるぞ」とお酒を勧めるお客さんもいました。「運転あるし、そもそも未成年です」と断ると、「じゃあ懐あったためとけ」とチップを握らせてくれて。ありがたいのですが、それが一万円札だと返しにいくべきか大いに悩んだものです。

ただ、いつも順調だったわけではなく、凍結でスリップして激しく転倒、ピザを「ミックスピザ」にしてしまったこともありました。

他人の外面より、自分の内面に目を向ける

当時の話をすると「高校生なのにたいへんでしたね」と、ちょっと不憫そうに気遣ってくれる人もいます。

でも、私にとっては「ごく当たり前のこと」。

自分のオートバイを持った小学校三年生のときから、オートバイのメンテナンスやガソリン代など「自分のことは自分で」と教えられてきました。高校生になった自分が、自分に関することを自分で賄うのに抵抗はなかったのです。

まあ、確かに特殊な事情はありました。

借金取りに押しかけられて夜逃げ、母子家庭になり中卒で就職を考えて……と、子供にはかなりハードな経験だったと思います。

「でも、高校生になったらたくさんバイトできる！　お金はどうにかなる！」と、全く悲観していなかったのです。それどころか、小学校時代のパンク修理と比較にならないほど稼げることに「俺、結構やるじゃん！」と、気分が上がったものです。

親が衣食住から学費まで全て面倒をみてくれて、おまけにたっぷりお小遣いをもらっている同級生もいました。

でも、誰かと自分を比べて羨《うらや》んだりするのは一〇〇パーセント完全にデメリットしかありません。しかも結構エネルギーを削られるので、行動する元気が減るという余計なオプションまでついてきます。

「人は人、我は我」と、なかなか割り切れないかもしれません。とくに若いうちは。「気にするもんか」と思えば思うほど気になって仕方がなくなって、イライラしたり泣けてきたり。

なかなか気持ちの整理がつかないようなら、比較対象ではなくて自分自身を見つめてください。

そして、「必死」か「夢中」になれることを探してください。

「必死で働く」「必死で筋トレする」「夢中で料理する」「夢中で楽器を弾く」など、なんでもいいのです。我を忘れる世界を持てば周囲のことなんか目に入らなくなります。

誰かと比較して落ち込むのは、比較することに「必死」になっている状態。その相手に「夢中」になっている状態です。貴重な時間とパワーは、キミ自身に使いましょう。

「子育て」は終わっても「自分育て」は一生続く

どんな状況でも「楽しみ探し」

宅配ピザのバイトには、「バイトでオートバイに乗れるなんてラッキー！」と、ウキウキ通っていました。

ちょっと冷静な人はこう考えるかもしれません。

「いや、本当のモトクロスコースじゃないし」

「街中を走ったところで上達しないんじゃない」

確かにそうかもしれません。

でも、どうせやらなくてはいけないのなら、イヤイヤやるのではなく楽しんだ方がいいのです。

ほんの少しでも楽しめる要素があるのなら、そのことをどんどん広げて楽しみを大きくしていく。生きるための大事なスキルのひとつです。

楽しむ、続ける、自信がつく

では、質問です。

楽しんだ方がいいのは、なぜでしょうか?

「楽しいと時間があっという間にすぎるから」

「少しでも楽しめれば、ストレスが軽くなるから」

「楽しんでいたら、どうにか続けられるから」

どれも正解です。

他にもいろんな答えがあると思いますが、どんな答えであっても、自分が「楽しめる理由」であれば、完全に正解です。

ほんの小さな楽しみが、続けるときの支えになってくれます。困難に直面したときは逃げ場にもなってくれます。

そうやって何かを続けてみると、いろんな自信が生まれます。

いやだいやだと言いつつ楽しみを見つけた自分。

なんだかんだで続けられた自分。

続けるうちに身についた経験や技術。


ひとつひとつは小さな自信でも、積み重ねることに大きな意味があります。自信の積み重ねが自己肯定感を高めてくれるからです。

自信を積み重ねて、自分を肯定しながら、自分で自分を育てていきましょう。

「子育て」はいつか終わりますが、「自分育て」は一生続くものです。

失敗しそうだからと手を出してはいけない

信じているから見守れる

読者の皆さんのなかには自分以外の「誰か」を育てている方も多いでしょう。子供、後輩、部下、従業員……。

恋人や配偶者と一緒に成長している途中という方もいるかもしれません。「恋人から配偶者へ」「配偶者から親へ」と、互いに相手を育てながら一緒に成長していければ素晴らしいことです。

さて、誰が相手であろうと「人を育てる」ときのルールは「相手を肯定すること」だと思っています。

至極もっともなことですが、それでもあえて力を込めてここで述べるのは、相手を肯定するのは簡単ではないからです。

「不安」は「楽しみ探し」の合図

例えば、目玉焼きの作り方を誰かに教えるとしましょう。

おっかなびっくりの手つきを見ていると「あー、これは確実に失敗するな」と分かるはずです。

卵の殻が入ってしまうかもしれない。

はねた油で痛い思いをするかもしれない。

お皿に移すときに黄身が崩れてグジャグジャになるかもしれない。

もしかしたら、この全部かもしれない……。

せっかくがんばったのに、出来上がりが散々だとガッカリするだろうな。

後片付けするのも面倒くさくなるだろうな……。

失敗したらかわいそうだからと、「やめとけ」とストップを出してしまいそうになるかもしれません。

でも、私に言わせればそれこそ「やめとけ」です。

自分では「優しさ」のつもりで手出し口出しするのでしょうが、先回りで失敗を遠ざけるのは優しさでもなんでもなくて相手を否定する行為でしかありません。

「失敗から立ち直れる力がない」と相手を否定しているから、失敗させないように手出し口出ししてしまうのです。

「肯定した方がいいのはわかっていてもやっぱり不安」

その気持ちは当然です。不安は期待と表裏一体なのですから、期待をしているから不安にもなるのです。

不安がよぎったら、不安な面ばかりにとらわれず、期待にも目を向けてみましょう。

そこにはなにか「楽しみ」があるはずです。

未来を拓くヒントがコロナ禍にもあった

どん底から夢のヒントが見つかる

公共の場でちょっとでも咳き込もうものなら、途端に周囲の視線が気になる世の中になりました。ノーマスクならなおさら。いろいろなことがコロナ以前と大きく変わってしまいました。

二〇一九年、中国武漢市で発見された新型コロナウイルスは、瞬く間に世界中に広がり、人類に大打撃を与えました。

二〇二〇年一月三〇日には世界保健機関が緊急事態を宣言。終了宣言が出されたのは三年後の二〇二三年五月五日でした。厚生労働省によると二〇二〇年から二三年で新型コロナウイルスで亡くなった方は一〇万人超にものぼります。

日本政府は緊急事態宣言を発出。東京オリンピックの延期も決定されました。患者数の増加で各地の医療現場は崩壊寸前に追い込まれ、消毒用アルコールやマスクの品切れが続き市民生活も混乱します。

新型コロナウイルスは病状が急激に悪化することもあり、最後の言葉も伝えられずに亡くなられた方々はどれほど無念だったでしょうか。感染予防のため面会も叶わず、お別れができなかったご遺族の気持ちを想像すると胸が苦しくなります。

無事に回復したと安心したのも束の間、いまだ後遺症に苦しむ方々もいます。

日本が、世界が、本当に苦しんだ日々でした。

コロナ禍で私たちが得たもの

緊急事態宣言中は学校は休校、職場はリモート業務となりました。人々は不要不急の外出を避け、小売店はどこも閑散としていました。飲食店や宿泊施設は軒並み休業です。

世界中が恐怖と不安の中にあり、いつ落ち着くか予想もつかない状態で、ストレスを蓄積していく方々が増えました。不安から不眠、コロナうつ、コロナ自殺など、メンタルヘルスにも暗い影を落としました。

子供達のなかには学校が再開されても適応できずに苦労したり、不登校になるケースもみられます。

新型コロナウイルスという災禍を、よかったとは決して言いません。

ただ、新型コロナウイルスで、多くの人が「不自由さ」を体験したことは、これからの社会のありように対して決して無意味ではないはずです。

いえ、意味のあることにしなくてはいけません。

もともとはウイルスによる「健康問題」だったはずが、感染者への偏見、マスク警察の登場、マスク着用をめぐってのトラブルなど、「人間同士の問題」があちこちで発生しました。

公共の利益を大義名分とした他者への不寛容、個人的な嫌悪の感情。これらは見えない「障壁《しょうへき》」となって、さまざまな軋轢《あつれき》を生みました。

コロナとは無関係に、ずっとずっと障壁に阻まれてきたのが、多くの障がい者です。

「自由に出かけられない」

「入店を拒否された」

だいぶ減ってはきましたが、珍しいことではありません。

「当たり前の日常が奪われる」「不自由である」という経験を多くの人がしたことは、これからの日本という国のありように、プラスに作用すると私は信じています。

私たちはコロナ禍によって甚大な被害を受けましたが、それだけではないはずです。

どん底から戻ってきたとき、手ぶらではもったいないじゃないですか。

なにかひとつでいい、未来をつくる夢のヒントは見つけられる。

5章

「きっと10年後の自分も笑顔で挑《いど》んでいる」

未来の自分に期待する生き方

「車椅子で来てもらっては困る」という人へ

形だけのスロープと頑《かたく》なな拒絶《きょぜつ》

入院中のリハビリのおかげで自分の身の回りのことはできるようになっていましたが、甘かった。私自身が「できる・できない」とは無関係に、一般社会で「シャットアウト」されることがあるのです。

人は家の中だけで生活が完結するのではありません。とくに子育て中は。

脊髄を損傷する大怪我を負ったとき長男は二歳。次男は誕生三か月前。子供達にとって「父親が車椅子」は当たり前のことでした。

長男がまだ保育園のとき家族で外食に出かけたことがありました。

駐車場から店の入り口には何段かの階段がありましたが、スロープも設置されていたのでスイスイと車椅子で入店しました。

ところが、店内に入った私たち一家に店員は「車椅子のお客様には遠慮していただいております」と、まさかの門前払いです。

「え、スロープあるのに？」と、つい口から出てしまいましたが、店員は「すみませんが」と言うだけで入店拒否の姿勢を崩しません。子供たちの悲しそうな顔を見ると胸が詰まってしまい、交渉する気力も消え失せてしまいました。

入浴施設でも同じようなことがありました。

こちらも玄関前の段差を解消するためのスロープが設置されていたので、「車椅子でも入れる＝車椅子ＯＫ」と判断しました。

他の利用者と同じように、施設内に入って脱衣所で着衣を脱ぎました。もちろん全て一人でこなしました。ついでに言うと楽勝でした。タオルを首にひっかけて「さあ風呂だ〜」と浴場へ向かおうとしたところで慌《あわ》てふためいた店長が登場。

「ウチは車椅子の人に来てもらったら困るんですよね」

「介助なしで大丈夫です。全部自分でできますから」

「そういうことじゃなくて」

「なぜダメなんですか」

「困るんですよ」

とりつく島もなく、ほとんど追い出されるように入浴施設を後にしたのでした。

入店拒否は少数派への「差別」のあらわれ

どちらのケースでも、私は車椅子でスロープを使い自力で入店しました。

また、建物内を一瞥《いちべつ》したところ車椅子での移動に十分なスペースもありました。動線の面で他のお客さんに迷惑をかける心配はなさそうだったのです。私の動作に対してサポートをしてもらう必要もありません。

それでも入店拒否をするのは心理的な抵抗感が原因であることは明らかでしょう。「とにかく車椅子ならダメ」という否定的な思い込みがあって、それが入店拒否に繋がっているのです。

「差別」の本質が見えてくると、取り除くのは厄介だなと思います。

バリアフリーの概念が浸透して昔に比べればだいぶ減りましたが、車椅子を理由とした「拒否」は数えきれないほど経験してきました。

この本を執筆している最中にも入店拒否の憂き目に遭いました。「本のネタになるな」と軽く流せるくらいタフにはなりましたが、ほんの数年前にパラリンピックが開催された国なのに残念な限りです。

車椅子で社会に飛び込むとき直面する理不尽。怒りや悲しみ。辛い思いもしました。息子たちまで。

車椅子生活になって四半世紀も経つと、「ああ、またか」とすっかり耐性がつきましたが、心の中ではメラメラと火が燃え上がります。

——このままでいいのか？

「差別」の根っこにあるのは、障がい者に慣れていないことが一番の理由でしょう。日本では難病や障がいのある子供と、そうでない子供を別々に教育する分離教育が一般的だったからです。

——どうやって慣れてもらえばいいのか……。あ、俺がいるじゃん！

まずは、心も頭も柔軟で、未来の日本を担う子供達へのアプローチです。

こんなことを考えながら（他にも理由はありますが）息子の保育園の保護者会会長を務めることにしたのでした。

笑顔でチャレンジのすすめ

異なる個性を尊重し合う、調和のとれた社会を目指して

小さなうちから「車椅子の人」に慣れてもらえば、将来、いろんなタイプの人と共生するときに抵抗感が少なくなるのではないでしょうか。あらゆる状況の人々が安心して暮らせる調和のとれた社会。そんな社会の実現につながるはずです。

期待しすぎかもしれませんが「もしかしたら」と少しでも可能性を感じたら、やってみないと気が済まないのが私の性分です。

そうした期待を胸に秘めつつ、車椅子の会長として保護者会や園の行事に関わっていきました。クリスマス会でサンタの扮装をして、車椅子から子供達にプレゼントを渡したのはいい思い出です。

息子たちが小学生になったら車椅子で授業参観にも行きました。小学校にはスロープが新しくつけられました。教室がある2階までは階段があり、子供達や保護者が「よっこいしょ」と持ち上げてくれました。

「横沢の父ちゃんの車椅子、ちょっと手伝ったよな」という子供時代の小さな思い出のひとつでいいんです。世の中にいろんな状況の人がいることを幼いうちから知っていれば、社会が多様性に満ちていることを当たり前のこととしてすんなり受け入れられるようになるでしょう。自分と異なる相手に拒絶感を抱くことがなくなれば、互いに気持ちよく過ごせるのではないでしょうか。

「ちょっとのチャレンジ」でいい

地下鉄永田町駅1番出口を出るとすぐ目の前に、地上一二階建ての参議院議員会館があります。議員二四八名の事務室を擁するこの建物には来訪者がひっきりなしに訪れ、エレベーターの時間もそこそこかかりますが、箱の中にいる議員の先生方はどことなくよそよそしくてシーンとしています。それは廊下やホールでも同じ。

新人議員の私にはちょっと不思議な光景でした。エレベーターのなかに流れる気難しい空気感は、スポーツの世界から入ってきた私にはちょっと居心地が悪いような。で、「勝手に挨拶運動」をスタートしました。空気は読まず、空気に呑まれず、ガンガン挨拶します。ついでに「鏡の法則」の検証もしました。「笑顔だと笑顔が返ってきて、不機嫌だと不機嫌で返される」という「鏡の法則」は、横沢高徳の参議院議員会館での調査によると「本当」だと確認されました。

最初のうちは元気よく「おはようございます！」と挨拶すると、ギョッとする議員もいました。当然です。今までそんなタイプはいなかったのですから。

でも、構わずに挨拶をしていると先方から声かけしてもらうことも増えていきました。長い廊下の先で私の姿を見つけた先生が、「ヨッ」と手を上げて自分の事務室に入っていったり。

政治の世界ですから、所属政党が異なることも、主義主張が相容れないこともあります。でも、皆、根っこは同じ「日の丸」を背負って戦う仲間なはず。

スポーツでもライバルと切磋琢磨することで個々のレベルが上がって、全体の競技レベルも引き上げられていきます。

挨拶ひとつでなにを大げさなと思うかもしれませんが、どんな小さなチャレンジであっても、その成果についてはやってみなくてはわかりません。

社会であれ、政治であれ、自分自身であれ、「変えたい」と思うのなら小さなチャレンジにトライしてみましょう。

小さなチャレンジ「でも」いいのではなくて、小さなチャレンジ「が」いいのです。

小さなチャレンジなら気軽にトライできるし、必死にならなくても継続しやすい。

そして、大げさではないからこそ、周りの人をさりげなく巻き込んでいくこともできる。

みんな本当はハンデを持っている

海外の「共生社会」を肌で知る

チェアスキーでヨーロッパや北米を転戦したとき、分け隔てない社会の雰囲気に開放感を味わいました。共生の土壌がしっかりできていたのです。

ドアをさりげなく開けて待っていてくれたり、ちょっとした段差があるとスッとサポートしてくれたり。障がいがある人に対して過剰に反応はしないけれど、必要なときはさりげない配慮はしてくれる、そんな感じです。

海外ではパラリンピックがテレビ放送されるのは当たり前でした。しかもゴールデンタイムです。

チェアスキー選手である私のことも現地の方の知るところとなり、車椅子で街に出ると「見たぞ、JAPANチームかっこよかったな！」「すごいな！」と、声をかけてきてくれました。

共生が当たり前の社会に生きる人々にとって、オリンピックもパラリンピックも「アスリートの祭典」であることに変わりはないのです。

「車椅子の人ががんばっている」ではなくて、「一アスリート」として私を扱う彼らのスタンスは心地よいものでした。

「どうぞ」「ありがとう」が自然に生まれる社会に

日本人は礼儀正しく親切な国民性といわれています。それなのにヨーロッパや北米のような「共生」が根付いていないのは、長く続いた分離教育の影響でしょう。

障がいや病気などのハンデをもつ子供と、そうではない子供たちで教育の場を分ける日本の分離教育について、国連は改善勧告を出しています。そして、「インクルーシブ教育」に向けた行動計画の策定を求めました。

インクルーシブ教育とは、障がいや病気、国籍、人種、宗教、性別などに依《よ》らず、子供たちが同じ環境で学ぶ教育のことです。

さまざまな子供たちが共に学ぶことで、子供たちはたくさんの経験ができるはずです。豊かな情緒が育まれ、人の痛みや喜びを想像できるようになるのではないでしょうか。どんな人でもみんな何か心にハンデを持っているはずです。

障がいをもっている人に、どう接したらいいのか戸惑うことも、変に気を遣ってお互い気まずくなることもなくなるでしょう。「どうぞ」と自然にドアを開け、「ありがとう」と普通に返せると思うのです。

※インクルーシブ教育（障がいのある人とない人が共に学ぶことによって共生社会を目指そうとする教育）の実現こそが「共に生きる」社会の突破口なのです。

「自分は何ができるだろうか」という問いかけ

転換期の日本で「車椅子政治家」であるということ

自分と他者はちがって当たり前。

その違いに対して否定や拒否をする空気が学校や社会の至る所にあります。違いを受け入れ共生する経験が圧倒的に足りないのです。その結果、はびこっているのが「不寛容」。

学校でのいじめ、職場でのハラスメントの根っこは「他者への不寛容」にあると思うのです。お互いがお互いを認め、ちがいを受け入れられるようになれば、皆が「生きやすい社会」になっていくことでしょう。

障がい者に対する「不寛容」は顕著で、それが障がい者の社会参加を阻む壁となっています。社会的な壁を取り除いていくことは、車椅子政治家である私の使命のひとつです。

障がいを「個人（医学）モデル」として捉えることで、さまざまな障壁ができてしまいました。障がい者が社会生活で困りごとを抱えるのは「障がいがあるから」。問題解決の道は機能回復することにあるというのが「個人（医学）モデル」の考え方です。

対して「社会モデル」では、障がい者の困りごとの原因は「社会にある」と考えます。モノ、環境などと個人の障がいが重なって困りごとが発生し、その解消は社会全体の責任ととらえています。

いま、日本は「個人（医学）モデル」から「社会モデル」への転換期にあるといえます。こうした歩みは一気に進められるものではありません。あまり急ぐと拒否反応も大きくなるでしょう。

小さなことから少しずつ。諦めずに、そして長く。私は決して器用なタイプではありませんが、その分、粘り腰には自信があるのです。

苦い思い出ほど役に立つ⁉

私の事務所では、個性的でオシャレなコースターでお茶を出しています。

表面のイラストは、ダイナミック、緻密、カラフルとさまざまなテイスト。裏面は滑らないようにコルクが貼ってある丁寧なつくりです。

このコースターを紹介するのが私の密かな楽しみなんです。

「マヨネーズ工場から出た卵の殻でできているんですよ」

まず、ここで「えー！」と一回目の驚き。

「アートを描いたのは実は知的障がいのある方なんです」

二回目の驚き。

「地元の岩手にある株式会社ヘラルボニーさんのもので、障がいのある方の作品を商品化して利益は作家に還元しているんですよ」

三回目の驚きには「すごいですねえ」と感嘆が加わります。

障がいのある方の社会参加は、まだまだ始まったばかりなのです。

この時代に車椅子の議員として私が国政に携わるようになったのも必然めいたもの

を感じます。(国会の本会議に登壇の時はヘラルボニーさんのネクタイで勝負に挑んでいます)

車椅子生活で感じた不便、理不尽な扱いを受けた経験は、正直なところ「苦い思い出」です。誰にもあんな思いはしてほしくありません。

嫌な思いをするたびに、「理想の社会ってどんなだろうな」と、イメージしてきました。自分になにができるだろうと考えてきました。

私が経験した「苦い思い出」は、言ってみれば有益なフィールドワーク。リアルな情報の集積です。「人様の役に立つこと」へと繋げていければ、ああした経験も昇華《しょうか》できるなと思うのです。

「実社会で一人でどこまでできるか」の勇気

「声を上げる」「声を受けとる」が当たり前にできる社会

ちびっこが初めて一人でお使いに出かける様子を追う『はじめてのおつかい』。数々のトラブルにドキドキハラハラしながらも、無事にミッション終了したときの子供の笑顔と親御さんの涙。小さな孫がいる私はコマーシャルを見ただけで涙がにじんできます。

さて、私の「はじめてのおつかい」体験といえば、リハビリを終えて自宅に帰ったその日。リハビリで教わったことを、本当に「実社会で一人でできるか」確かめなくてはいけないと思ったのです。「やっていける」という自信がわずかでも欲しかったのでしょう。

いざ「はじめてのおつかい／横沢高徳・車椅子バージョン」に出発です。

車椅子で自動車まで行って車に乗り込み、車椅子を積み込む。ここまではリハビリ通り。慎重に車を出しました。馴染みのスーパーに向かったのですが、だんだんと近づくにつれて「車椅子用の駐車スペースがいっぱいだといいな」と、弱気な思いがよぎります。

幸い駐車スペースには空きがあり無事に車を停めたのですが、さあ、そこから体が動きません。

——よし、今日はもう十分だ。初めてにしてはよくやった。買い物は家族に頼めばいいし、必死に買い物する必要はない。

なんと、せっかくスーパーまでたどりついたのに車から降りることなくUターンしたのでした。ハンドルを握りながら心から安心している自分がいたのですが、この「安心」が不思議なことに全く心地よくないのです。

——ちょっと待て。俺、いま逃げた？　このまま逃げ続けるのか？　でも怖い。

しばしの逡巡。臆病な気持ちを振り払いハンドルを切って再びUターンです。今、逃げたら車椅子で生きるための勇気をつかみ損ねてしまう、そんな気がしたのです。

再度、駐車スペースに車を停め大きく深呼吸。気合を入れ直したところでリハビリの通りに車椅子に移動し、店内へと向かいました。

「はじめてのおつかい」でふれた善意に勇気をもらう

腿《もも》の上に買い物カゴを置いて、目当ての品を探して店内を慎重に進みます。順調に買い物は進んだのですが、ある商品だけ棚の高い位置にあって到底手が届きませんでした。あのときの私は本当に余裕がなかった。車椅子生活への不安ばかりだった。「商品に手が届かない」。たったそれだけのことで一気に悲観的な気持ちになったのです。

——ああ、やっぱり車椅子での生活はこうなんだ。仕切り直してがんばろうと思っても、突き放されるんだ。ほんの些細なことにつまずき続ける人生になるんだ。

そのとき、ひとりの女性が私の側《そば》で立ち止まりました。

「なにかお手伝いしますか？」

どんどんネガティブになっていった私の思考とは全く正反対の展開です。思いがけない善意に面食らって挙動不審になりながら、モゴモゴ欲しい商品を言いました。

女性は「これですね」と、ひょいと手に取り買い物カゴにそっと入れてくれました。

「ひとつでいいですか？」

「はいはい、十分です、ありがとう」

女性にとってはすぐに忘れてしまうようなできごとだったでしょう。でも、私にとっては生涯忘れ難いできごとです。あのとき帰らなくてよかった、店に戻ってよかったとしみじみ思うのです。

助けてくれる人がいると分かったおかげで、小さなことなら怯《ひる》まず頼んでみようと割り切れるようになったのです。「怯まず頼む」は、息子達にも伝わりました。

息子達が小学校低学年の頃、三人で買い物に出かけたときのこと。段差に車椅子の車輪がひっかかって派手に転げ落ちたことがあります。

みぞおちから下の麻痺で腹筋背筋がきかない私は、勢いを止められずにゴロゴロと転がってしまったのですが、すぐに長男が「誰か！　助けて！」と大声を上げたのです。気がついた人たちが駆け寄ってきて手を貸してくれました。

車椅子ユーザーにとって街の中はまるで「モトクロスコース」。モトクロスライダーだった私が心底感じるのですから、過酷さが分かっていただけるでしょう。

路面のアップダウンは当たり前。しかも不意にガクガクっと車椅子を揺らしてくる目立たないけど厄介な段差の多いこと！　轍《わだち》にタイヤを取られヒヤリとしたり、わずか数センチの段差でも車椅子は一瞬浮いて直後にドサっと着地（落下？）します。健常者の方々がなんの苦もなく普通に歩いている「地面」が、車椅子にとっては「難コース」であり、文字通りの「障がい」の連続です。

リハビリでは多くのスタッフに助けてもらいました。でも、それは彼らがプロで病院という施設のなかだからだと思っていたのです。一歩社会に出たらたった一人、自分だけで難コースの「障がい」に対峙しなければいけないと思い詰めていました。しかも、物理的な「障がい」だけでなく入店拒否など「見えない障がい」もある……。が、それほど世知辛《せちがら》いものではありません。商品棚の前でまごつく私に手を差し伸べてくれる人、助けを求める息子の声に即座に駆けつけてくれる人。

外に出る勇気、声を出す勇気は、きっと受けとめてもらえます。たくさん受けとめてもらった私は、これからは受けとめる人間であろうと誓っています。

誰の幸せのために生きるか

「あなたの幸せのため」の精神で

例えば数名で「なに食べたい？」という話になったとします。みんなが「パスタ」というなか一人だけ「絶対にラーメン」と譲らない、なんてことはあまりありません。食べ物はちょっと極端な例ですが、自分の要望を通すときに、人はそれほど必死にはなれないものです。

自分の本心や欲望を大っぴらにするようで照れ臭いのかな。我を通すにはやっぱりある種の図太さが必要なのでしょう。

だけど、「人のため」であれば、俄然、頑固になれることもあります。

正しいことはお天道様《てんとう》が見ている

第一九代内閣総理大臣である原敬《はらたかし》は岩手県盛岡市出身です。爵位をもたない初の総理である「平民宰相」は、広く国民の支持を集めました。

原敬の座右の銘は「宝積《ほうじゃく》」。

書を頼まれると好んでこの言葉を揮毫《きごう》したそうです。「人に尽くして見返りを求めない」という意味で、私自身、活動の指針として胸に刻んでいます。常に「これは人のためになるのか」を自問自答するのです。自分を律しながら、同時に自分を鼓舞《こぶ》する言葉となっています。

自分の欲や我が通ったところで、ちっぽけすぎてなんの面白味もありません。せいぜいラーメンを一回食べられる程度（比喩ですから！　ラーメンは大好物ですよ）。「人のため、ひいては国のため」と、大きな理想に向かうときの情熱とは比べ物になりません。

政治は交渉の連続ですが、横沢的交渉術は「あなたの幸せのため」という気持ちを持つこと。これしかありません。芯からの気持ちであれば伝わると信じています。仮に伝わらなくても、正しい行いを貫けば自分自身が強くいられます。
行いが正しいか正しくないかはお天道様が見ています。
今日も明日も一〇年後も、お天道様に恥じない生き方をしたいものです。

自分が描いた夢の道へ

車椅子だから社会をよくしていける

モトクロス国際A級ライダー、チェアスキーでパラリンピック出場と、私はずっとアスリートとして生きてきました。それぞれ引退しても指導者や解説者として関わりをもっています。

モトクロスもチェアスキーも私に大きな夢を与え、生きるチカラを与えてくれた「恩人」です。もちろん、出会ったたくさんの方々にも感謝しています。モトクロスとチェアスキーに恩返ししていくことが、第二のアスリート人生だと考えていました。

その一方で、車椅子生活を送るうちに漠然とですが「社会をよくしていきたい」という思いも芽生えていました。

車椅子での生活は思わぬ差別に出くわすこともありましたが、制度に助けられることは本当に多かったのです。不安ばかりで迎えた退院後の生活も、街に出ればスロープがありバリアフリートイレの整備も進んでいます。試しに、お時間があればお住まいの自治体のホームページで、障害福祉の支援・助成制度を調べてみてください。実に細やかなサポートがあることがわかるでしょう。

当事者やその家族が粘り強く声を上げたおかげで多くのサポートが成立したのです。さまざまなサポートを受けるたびに「先輩たちががんばってくれたんだな」と、顔も知らない方々に感謝の気持ちがわきあがってくるのでした。

公的サポートの数々は、いわば先人の努力の結晶。そのおかげで安心感を得た私は「なんとか生きていけそうだ」と、大いに気が楽になったのです。

がんばってくれた人々の存在を感じて勇気づけられた私は「よし、次は俺の番だ。障がいがあってもなくても、みんなが生きやすい社会にしよう」と、決意をしたのです。受けた恩は次の人に繋いで行くのが筋だろうと単純に考えたのです。

根っからアスリートの私なので、モトクロスやチェアスキーを通じて一人一人の意識を変えていき、その輪を広げていく様なことをイメージしていました。

私がよく知る世界で社会をよくするための活動を展開していければいいなと考えていたのです。ところが、全く異なる世界――政治――が開けることになりました。

一個人の活動ではできることに限界があります。もどかしく感じていたときに、達《たっ》増拓也《そたくや》岩手県知事から「これまでの経験を国政の場で発揮してはどうか」と、勧められたのでした。

進むべきか退《ひ》くべきか、決断の猶予は三日！

岩手県は原敬先生を含め四人の総理大臣を輩出した土地です。幼い頃から郷土の偉人のことは誇らしく思っていたものですが、私自身と政治を結びつけることは全くありませんでした。どちらかというと「政治」は自分にとって遠い世界だったのです。

達増知事とは世界選手権大会やパラリンピック出場時の表敬訪問で交流はあったものの、政治についてお話ししたことはありません。「国政」という道を示してくださったことにはたいへん驚きましたが、自分の経験が国づくりの役に立つならば先人への恩返しになるかもしれないとも思いました。

かねてからの願いである「社会をよくしていきたい」を叶えるためには、政治からのアプローチはなにより有効なはずです。

そうはいっても、政治なんて大それたことが自分に務まるのだろうか。そもそも子供達はなんと言うだろうか。

全く考えがまとまらないなか、達増知事の秘書だった木戸口英司参議院議員（当時）からも国政への挑戦を促されました。政治の道を歩んでいるお二方からお声がけいただいたのは光栄なことではありましたが、四十半ばで全く未知の「政治」の道に進むことはやはり不安のほうが大きかったのです。

じっくり考えて結論を出さないと、達増知事、木戸口議員、関係者、モトクロスやチェアスキーの仲間、そして家族と、全方位に迷惑をかけてしまいます。どれくらい検討時間をいただけるのか木戸口議員に尋ねました。

「いつごろまでにお返事したらいいですか」

「年内でお願いします」

忘れもしません。その日は一二月二八日。年内ということは……タイムリミットはわずか三日！

「生き地蔵《じぞう》」の言葉を聞く

達増知事、木戸口議員。お二方から突如示された「政治」という道は、考えれば考えるほど「社会をよくしていきたい」という私の思いを実現するには最適に思えました。

ただ、私は「政治のド素人」。思いばかりがあっても本当に社会の役に立てるのか自信はありません。

そして、なにより気掛かりなのが二人の息子のことでした。当時、長男は二三歳、次男は二一歳になっており、二人共モトクロスレーサーとして活動していたのです。

パラリンピックを目指している頃、幼い二人にはかなり協力も我慢もしてもらったので、今度は私が二人の夢を応援する番と決めていました。練習やレースの移動時には運転手をするほか、元レーサーの経験を活かしてできるかぎりのサポートをしているところでしたが、出馬するとそうしたことは難しくなります。

迷った私は株式会社中野製麺の中野正紀社長（現会長）に相談をしました。中野社長は、障がい者のサポートに早くから取り組んだ方です。障がい者雇用、障がい者アスリートの支援にも熱心で、私もチェアスキーが縁でお付き合いが始まりました。モトクロスレーサーである息子たちのスポンサーも引き受けてくださっていました。

私にとってはそのときどきで道を示してくれた恩人であり、損得勘定抜きで人と向き合う姿勢はまさに「生き地蔵《じぞう》」。そんな信頼できる人物から率直な意見を聞きたかったのです。

国を変え、障がい者の人生を変える

県外の方とお話しすると結構な割合で「盛岡冷麺おいしいですよねえ」と名前が挙がる「盛岡冷麺」。その名を全国に広めたのが、中野製麺です。全国に誇る「岩手の味」の一角を担う企業といっても過言ではありませんが、過去には民事再生の手続きを受けるほどの窮地に陥ったこともあります。

そこから見事復活を果たした中野社長の経営手腕と信念に敬服する一方、相対したときには「どん底」を知る者どうしなにか通じあうものも感じていました。

私の人生の要所要所で支えてくださった中野社長に切り出しました。

「実は政治に挑戦するお話をいただいたのですが。正直なところ迷っています」

一通りの話を聞き終えた中野社長の答えは明快でした。

「政治か親父か。どっちかにしろ。息子たちと腹を割って話せ」

中野社長の言葉でまずは息子たちの気持ちを聞くべきだと悟り、お礼を述べてその場を辞そうとしたときです。

「ちょっと待て」

中野社長はグッと私の目を見据えて続けました。

「お前の挑戦で国が変わるかもしれない。障がいを持っている人たちの人生が変わるかもしれない。お前が進むと決めたら俺が手となり足となって応援する。約束するから覚えておけ」

「やるしかないだろ」「やるからには勝たんと」

「一月三舟《いちげつさんしゅう》」。停泊している舟、北へ行く舟、南へ進む舟。それぞれから見上げた月は同じ月であっても様子が違って見えます。立場が異なれば同じ事象でも見え方も異なるという意味です。

中野社長はこの言葉を使ってよく私を諭《さと》してくれました。自分と正反対の意見を想定するのは自分の意見を裏返すだけなので容易ですが、第三の意見（視点）を持つためには情報の分析力や客観性が必要だと学びました。

「一月三舟」の教えは政治家の私の血肉となっています。法案の審議に臨むときなど「賛成・反対・棄権」の各立場に自然と思いを馳せることができるのです。私のなかに健常者・障がい者・シングルファザーという三舟があることも、強みだと思っています。

さて、私と長男と次男という「三舟」が見る「月」を確認するために、私は息子二人を呼んで緊急家族会議を開きました。

政治への道を示されたこと。政治へ進むとモトクロスのサポートは一切できなくなること。二人の正直な気持ちを知りたいこと。私の話を一通り聞いた息子達は即答しました。

「やるしかないだろ」

息子達に相談する前、私の気持ちはほぼ出馬に傾いていました。でも、やはり親として子供達の夢をサポートしたい気持ちも強かったのです。

それにモトクロスは私が描いた夢でもありました。二人の年齢的に正念場ともいえる大事な時期に、私のサポートがなくなることはどう考えても痛手です。

「それはどうにかなる」

「こっちはいいから、やるからには勝たんと」

体を張って勝負に挑む息子達は勝負の厳しさを知っています。父親の新たな挑戦を止めない代わりに「全力をかけて勝つべし」と発破《はっぱ》をかけてくれたのでした。

健常者なら一〇〇人、車椅子なら三〇人会うのが限界でも

「強くやさしい日本」をつくる

出馬の話をいただいたときには驚きと戸惑いがありましたが、息子達の後押しもあって参議院選挙に立候補すると決めました。

モトクロスやチェアスキーの仲間、地元の友人知人、チェアスキーでの活動を応援してくれた方々が、「手足になってやるから、遠慮せずになんでも言え」と集まってくれました。皆で夢を追いかける日々です。

掲げた「夢」は「初当選」ではありません。夢は当選のもっともっと先にある「強くやさしい日本をつくる」。

投票日は七月二一日。選挙運動期間は一七日間。真夏の戦いを駆け抜けました。

新人ですから知名度がないのは仕方がないのですが、それをひっくり返すために活

動量を増やそうにも車椅子ではままなりません。

車椅子では一日に三〇～四〇人の方に会うのが限界ですが、健常者であれば駆け足でバンバンさばいて一〇〇人を超すことも可能です。一日に五〇人の差は一〇日もすると五〇〇人に広がります。活動内容を分析すると、どうしても車椅子では機動力に欠けると感じました。

しかし、焦っても仕方ありません。

モトクロスだって最後の最後まで勝負はわからないのです。最終コーナーで差があろうが、一センチでも二センチでも前に出てゴールすれば勝ち。

選挙活動中に手応えは全く感じられませんでしたが勝負事はいつもそうです。勝つことだけを信じて無心に走り続けるだけなのです。

選挙活動が親子の軌跡のひとつに

選挙ではいろんな方が応援演説で助けてくれました。山本太郎参議院議員も応援演説にかけつけてくれた方の一人。私自身は別の場所で活動中だったため、長男が私の代わりに山本議員と街頭演説に立ってくれました。

初めて人前でマイクを握る長男は緊張したと言いますが、それでも思いの丈《たけ》を伝え切ったようです。

私たち親子がどのように歩んできたのか。二〇一九年七月、長男の演説の一部を紹介させてください。


「物心ついたときから親父は車椅子でした。でも、そのことをネガティブには考えていません。だけど、通りすがりの人や友達の親からかわいそうな目で見られていました。そんなこと思ってもいなかった僕は子供心に違和感がありました。

モトクロスの事故で車椅子になった親父は絶望のなか、パラリンピックに希望を見出し、バンクーバーでは日の丸を背負って戦う姿を見せてくれました。

シングルファザーで僕たち二人の息子を育ててくれました。

毎日が挑戦だったと思います。

どんな壁もどんな逆境も跳ね除けてきた親父が、人の痛みを分からないはずがありません。強くやさしい日本を岩手からつくる！
親父の代わりに僕は言います。強くなくては生きていけません。しかし、やさしく
なければ人を幸せにできません」

eスポーツが見ている未来

電子機器を用いたゲーム全般を「eスポーツ」と言います。国際大会が多数開催されプロのプレーヤーも誕生するなど、スポーツのジャンルとして確立しています。日本でもeスポーツアスリートが続々誕生していて、岩手県出身の畠山駿也《はたけやましゅんや》さんもその一人。

畠山さんは指定難病であるデュシェンヌ型筋ジストロフィー症を抱えています。全身の筋肉が少しずつ衰えていく進行性の難病のためコントローラーが握れなくなりましたが、顎で操作するコントローラーを開発。呼吸器を装着しながら技を磨く日々です。

ラスベガスで開催される世界最大の格闘ゲーム大会「ＥＶＯ２０２４」に出発直前

の畠山さんに会うことができました。

だんだんと体の機能が失われるなかeスポーツが支えになったこと。諦めずに夢を追いつづける生き方。私自身の経験に重ね合わせてしまい激励にも力が入りました。

岩手eスポーツ協会の方は「eスポーツに年齢や障がいの有無は関係ない、障がいの壁をゼロにする」とその魅力を説明しています。

この言葉に私たちが目指す未来のヒントがあるのではないでしょうか。

ハンデや差別から自由になり、皆が同じフィールドに立てる。その人のもつ個性を尊重しながら、能力を公平に判断し、共生していく。そんな世界をつくっていきましょう。

キミたちと、この国の未来をつくる

さまざまな状況で人は生きています。その状況にいるからこそ見えてくるものがあり、当事者の生の声が一番説得力があります。「変えたい思い」が「変える力」になるのですから。

ハンディキャップや難病をもつ人たちが国政や地方議会に進出し、国の仕組みづくりや、まちづくりに携わることで、よりよい社会となるのではないでしょうか。

個人的には「本当に若い」政治家の登場を期待しています。

衆議院議員に立候補できるのは二五歳、参議院議員は三〇歳。

選挙権は二〇歳から一八歳に引き下げられましたが、被選挙権と選挙権に差をつけなくてもいいのではないかと思います。

「政治家を選べる年齢なら、政治家にだってなれる」と考えるのは、それほど乱暴な考えではないんじゃないかな。

若い人にも、もっともっと政治に関心を持ってほしいのです。

政治への関心度は、この国への期待度に比例するからです。

キミたちがこの国に期待できるように私もがんばります。

キミたちと一緒に「この国の未来」をつくっていきたいのです。

「転んでもまた起きる」これが失敗を恐れない知恵

自由に夢が描ける「新しい社会」をつくる

夢を抱き、夢に向かって挑戦を始めたらどんなことが起きるかというと、壁にぶつかります。その壁をぶち破るか、乗り越えるかして進むと、その先にまた壁があらわれます。

オートバイでも、リハビリでも、チェアスキーでもそうでした。転んで、立ち上がって、進んで、また転ぶ。比喩ではなくてホントに何度も転んでいました。

チェアスキーでひとりで滑れるようになるまで一年はかかったでしょうか。「転んで」というのは生やさしいくらいで、雪に突っ込むわコブからの着地に失敗するわ、もう大騒ぎでした。

コースに出るようになっても受難は続きます。リフトから落っこちる。林に突っ込む。天候によってはコースの一部はアイスバーン、一部はやわらかな雪と、雪面コンディションが激しく異なるので、やっぱり転んだり吹っ飛んだりは当たり前でした。誰よりもたくさん転びました。それだけたくさん滑ったのです。

何度もこんな目に遭うと自信をなくしそうですよね。逆なんです。私はたくさんの失敗をしたから、自信がもてるようになりました。「失敗」を悲観的にとらえないでください。「この方法ではできないことが分かった」のですから、それは成果と言っていいのです。

人生でも転んだり吹っ飛んだりはしょっちゅうです。コースから外れたってがっかりはしません。挑戦の結果、コースアウトという成果を得た。そういうことなのです。

厳正でフェアなルールで皆が挑戦できる社会を

健常者と車椅子、どちらの立場も知っている私がそれぞれの視点から社会を眺めたとき、今の日本では「挑戦」ができない状況が広がっていると感じます。挑戦する前に越えなければいけない障壁が多いのです。

年齢、性別、学歴、ハンディキャップ。それらが障壁となって挑戦を諦めざるを得ない人たちがどれだけいることか。

スポーツは全て厳正なルールのもと互いの技を競い合います。ルールに違反すればペナルティーが与えられ、著しいルール違反では退場させられることもあります。スポーツは「強ければ勝ち、弱ければ負ける」シンプルな世界ですが、ルールは強い者に有利にできているわけではなく平等に適用されます。弱者も強者も同じフィールドに立てるのです。

パラリンピックでは障がいの程度が異なる選手が競い合いますが、障がいの程度によってポイントを付与して不公平が生まれないようにしています。

等しくルールが適用されるスポーツの世界とは異なり、日本社会の「ルール」はいつからか歪められてきたように感じます。ルールとはフェアであるべきなのに、強い者に有利に運用され、弱い者を切り捨てる社会ができあがってしまいました。この国で暮らすキミもアンフェアを味わったことがあるかもしれません。

適切なルールがあって正しく運用されれば、例えばオリンピック選手とパラリンピック選手が同じフィールドで戦うことも可能になるでしょう。

社会でもフェアなルールづくりが進めば、誰もが挑戦の機会をつかむことができるでしょう。

誰もが挑戦できる社会とは、皆が自分の人生を諦めなくてもいい社会です。「自分の夢」を自由に描ける社会なのです。

6章

道は自分で見つけよう

悩んで、悩んで、必ず出口はある

キミたちから届いた「生きるチカラがほしい」という思いに答えます

国会の会期は一五〇日です。一回は延長ができ、災害などのように緊急で対応が必要なときは臨時で招集されることもあります。

「会期一五〇日」だけを見ると「一年のうち半分しか仕事しないの⁉」と誤解されそうですが、会期外は全国を飛び回っています。

一人でも多くの方と直接会ってお話しを伺うことは大きな意義があります。リアルな現場の状態を包み隠さず教えていただくと、統計データからは読みきれない実情が見えてくるのです。

例えば、日本の「食」を担ってくださっている農家の方とお話しすると、高齢化、後継者不足といった危機感が強く伝わってくる一方、仕事への誇りと日本の食を支えているという矜持を感じます。がんばっている人をみるとがんばりたくなる。これもまた「鏡の法則」で、「一緒にがんばりましょう！」と、チカラが湧いてくるのです。
結局、私は「人」が好きなのです。人の「笑顔」が見たいのです。
意見交換会、現場視察、激励会、講演会など、どんどん人と出会っていくと「やるぞ！」という「思い」だけでなく、「やれないんだ」という「思い」を打ち明けられることもあります。ここでは印象深い九つの問いかけを紹介したいと思います。

【①問】人生に目標なし、やる気なしだったら？

周囲がみんな大学に行くので、とりあえず入れそうな大学に入りました。でも、人生に目標もないし、やる気も出ないのです。

【横沢からキミへ】

目標をもって大学で学ぶのは理想かもしれませんが、大学に通いながら自分の進みたい方向を見つけるのもひとつの道だと思います。
そして、大学に行かないという道もあります。
二〇二三年の全国の大学進学率（短期大学や通信教育含む）は六〇・八パーセント（文

部科学省「学校基本調査」）。大学進学が一般的となっていますが、若い時の四年間はすごく価値のある時間です。

大学に行くほうがいいのか、違う道がいいのか。大多数と異なる道を選ぶのはひとつのチャレンジ。勇気がいることでしょう。

「目標がないのなら大学を辞めろ」という意味ではありません。

大学に通いながら目標を探すこともできるし、大学ではない場で目標を探すこともできる。キミの前にはいろんな選択肢があるのです。

自分のやりたいことを見つけるのは大事です。でも、それが見つけられない人が多いのも事実です。

やりたいことを見つけるのに期限はありません。本当に自分のやりたいことが見つかるのは社会に出てからかもしれません。人生経験を積んだ五〇歳になってからかもしれないのです。

【②問】一歩踏み出せない弱気をどうする？

一歩を踏み出す勇気がいつもありません。弱気な自分がイヤです。

【横沢からキミへ】

わかります。よくわかります。失敗がこわくて踏み出せない、私も何度も経験しています。どうしよう、どうしようと弱気になっているときは、「できない理由」が次から次に湧いてくるのです。

「ちょっと苦手な分野だし」「時間が足りないなあ」「お金がかかるぞ」……。

心の奥底では「やるべき」と思っているのに動けない。できない理由はどんどん出てくる。そんなときは、自分に問いかけます。

「いまのままでいいのか？」

「これを避けてなりたい自分になれるのか」

そして、迷わず周りの人に相談します。

キミも誰かに相談してみてください。相談を受けた人たちは、手を貸してくれたり知恵を貸してくれたり、きっとキミをサポートしてくれます。

周囲の声に勇気づけられて新しい世界に踏み出すと、たくさんの失敗を経験するはずです。でも、その「失敗」こそが「成功」です。『こうしたら失敗する』と気づくことに成功した」のですから。

ちびっこライダーにモトクロスを教えていますが、子供達は転ぶとシュンと凹むのです。でも、私はここぞとばかりに褒めます。思い切ってバイクを傾斜させたから転倒したわけで、その勇気を褒めるのです。

一生懸命がんばっても、うまくいかないことはあります。でも、勇気を出してチャレンジした自分をまずは褒めてあげてください。

【③問】劣等感に落ち込んだら？

まわりと比べて劣っている気がして自分が情けないです。

【横沢からキミへ】

みぞおちから下が麻痺して腹筋背筋がきかない私は、チェアスキー選手のなかでも障がいが重いほうに分類されます。スピードに乗ったときにバランスを保つのが難しく、コースが荒れているとジャンプの着地は大きく乱れます。

体が動く選手には敵《かな》わないと悔しい思いもしましたが、本番のレースでは障がいの度合いによってポイントが付与されます。イーブンに戦いができるようにというルールですが、こちらが鍛え上げてテクニックが向上すれば有利な状態で戦えることになります。

弱点は強みになるときが必ずあります。


【④問】頑張っても前に進めない、どうすれば？

自分なりにがんばっているのですが結果につながりません。全く進歩していない気がします。


【横沢からキミへ】

結果が出る前が一番苦しいのです。

登山でも「もうすぐ頂上だ」というときが、最も苦しく厳しく感じるものです。とくに高い山ほど頂上の手前がきついのです。

登頂するには運も必要です。運を味方につける秘策をレクチャーしましょう。それは「頂上を見ない」。前を見ない。後ろを見てください。

上を見ると「もう少し」と油断するかもしれません。反対に「まだまだある」と辛くなるかもしれません。

でも、後ろを見ると元気が湧いてきます。こんなにも進んできたのかと。

「前を見ろ、振り返るな」とはよく言われますが、私は逆。「前を見るな、振り返るんだ！」。

がんばった自分の軌跡を振り返ってみると「俺、結構、すごいじゃん」と思えるはず。その自信がパワーとなって、また進み出せるのです。

【⑤問】人づき合いが苦手でアガリ症、どうすれば？

アガリ症で人づき合いが苦手です。異性どころか同性の友達もいません。どうやったら人と打ち解けられるのでしょうか。

【横沢からキミへ】

「うまく話そう」とか「かっこよく見られたい」とか、自分のことに意識が向いているとコミュニケーションはうまくいきません。

「うまく話したい自分」「人と打ち解けられない自分」「あがり症の自分」「うまくやりたい自分」と、今のキミは矢印が「自分」に向いている状態です。

矢印の向きを「自分」から「相手」に切り替えてみましょう。

そして相手の望みに応えることです。

目の前の相手が望んでいることを汲み取ろうとすると、会話や仕草、目線、声のトーンなど、あらゆる情報を集め瞬時に判断しなくてはいけないので、緊張する余裕もなくなります。

もしかしたら今まで以上に緊張するかもしれませんが、それでいいのです。キミの矢印がキミ自身ではなく、自分に向けられていると感じた相手は、キミに応えようとするはずです。

これもまた「鏡の法則」です。笑顔を向ければ笑顔が返ってくるように、矢印を相手に向ければ、相手もキミに矢印を向けてくれます。

対人関係に悩んだときは矢印が相手に向いているか「矢印確認」。

「相手のために」という思いはきっと伝わります。


【⑥問】毎日スマホだけ見ている人生、どうしたら？

時間があればスマホをいじってばかり。なんにもしないまま一日が終わってしまい、こんなことでいいのだろうか……。

【横沢からキミへ】


前の回答で述べた「矢印確認」を試してみてください。

キミの矢印は完全にスマホに向いています。ここはググッと力技で矢印を身近な人に向けてみましょう。

平日は忙しすぎて洗車ができないお父さんの代わりに車を洗ってもいい。

一人暮らしの老人の庭の手入れを手伝ってもいい。

バイト先の友達がテスト前でたいへんそうならシフトを変わってもいい。

必ずしも人助けでなくてもいいのです。身近な誰かが何に熱中しているかを知るだけでもいいでしょう。

「こんなことでいいのだろうか」と自己嫌悪に陥るようならスマホと距離をおいた方がいいと思いますが、人間には「ダラダラする時間」も必要です。

ダラダラする時間はギアでいえば「ニュートラル」。エンジンはかかっているけどタイヤに動力が伝わらない状態ですが、ギアさえ入ればきちんと前進します。

アスリート時代の私はオンとオフの切り替えを意識していました。四六時中、気を張っていると体の疲れだってとれません。オン・オフのスイッチ代わりにスマホを使えるといいですよね。

【⑦問】孤独な自分、変えられないか？

遊び仲間はいるけれど、一生の友といえるかというと疑問。生涯の友を見つけるにはどうしたらいいでしょうか。

【横沢からキミへ】

まずは自分自身が心をひらくことから。そして、厳しいことを言う人こそ大事にしましょう。

「表面的なやさしさ」は巷《ちまた》にあふれていますが、「真の思いやり」をもって接してくれる人は少ないものです。

子供が風邪をひいて「病院こわい〜、注射いやあ！」と泣いて抵抗したとき「そうだね、よしよし」と言ってしまうのは「表面的なやさしさ」。泣こうが喚《わめ》こうが病院に連れて行くのが「真の思いやり」。

「表面的なやさしさ」と「真の思いやり」を見極めるのは簡単ですが、「真の思いやり」を選ぶのは「イヤだなあ」と思うときもあるでしょう。「表面的なやさしさ」は甘くて心地よくて楽だからです。でも、甘いものは虫歯をつくって、あとあと痛み出すんですよ。

【⑧問】リーダーになってみたいけれど、自信がイマイチない？

メンバーをまとめて、引っ張っていく力がありません。統率力をつけるにはどうしたらいいでしょうか。

【横沢からキミへ】

「鶏口《けいこう》となるも牛後《ぎゅうご》となるなかれ」とは、大きな組織の端っこにいるよりは小さな組織のトップであれという意味ですが、人間には「天命」があるのになと思うのです。

天から授かった使命は、トップを支える仕事かもしれないし、組織の一員として協力体制を盤石にすることかもしれない。もしかしたら一匹狼こそが生きる道かもしれません。

必ずしもトップであることが天の意志に沿うことではないのです。全員が我も我もとトップを目指す組織は「船頭《せんどう》多くして船山《ふねやま》に上《のぼ》る」。迷走するだけです。

キミは自分の統率力を心許なく思っているようですが、強引さがなく人の声に耳を傾けるタイプなのでしょう。そこにキミの「天命」があると思うのです。

【⑨問】漫画とアニメのヒーローに憧れて大人に、これからどうする？

ヒーローに憧れがあって漫画やアニメが大好きですが、そろそろ卒業したほうがいいでしょうか。

【横沢からキミへ】

私も漫画で鼓舞されたので気持ちがよく分かります。サーキットを舞台とした『バリバリ伝説』。まさにモトクロスがテーマの『風を抜け！』。魂を鷲掴みにされた漫画です。何度も何度も読み返しました。

漫画の魅力は、登場人物の心の声をつぶさに聞けるところです。一緒に悔しがったり喜んだり、主人公の成功を心から祝福して「俺もがんばろう」と思える。

キミに生きるチカラを与えてくれるなら、漫画でも映画でも偉人の言葉でもなんでもいいのです。

おわりに

幼い頃から母に何度も言われてきた言葉があります。

「成功でも失敗でもいい。ひとつのことをやり通す人間になりなさい」

飽き性で落ち着きがない子供だった私を案じての言葉だったのでしょう。この言葉は私の人生に大きな影響を与えました。

昨日があり今日があり明日がある。一日一日は当たり前に過ぎていく。そう思っていませんか？

でも、明日は来ないかもしれません。

明日がある。それは当たり前のことではないのです。

オートバイ事故で脊髄を損傷しみぞおちから下が動かなくなった二五歳の私は、夢が絶たれ、普通の日常生活が奪われ、生きる気力をなくしました。それまで積み上げてきた一日一日をつなぐはずの「明日」が、プツンと途切れてしまったのです。

入院中は突然の怪我や病気で人生が一変してしまった人をたくさん見てきました。

彼らも「明日がない」と感じたかはわかりませんが、今までと同じ日常ではなくなったことは確かです。

明日がある。それは奇跡なのです。

あの事故で生活は激変しましたが、命までは奪われませんでした。

でも、今日ある命が、明日もあるとは限らないのです。

自分自身の「命の使い道」を定め、一瞬一瞬をおろそかにせず生きていこうと思っています。

バンクーバーパラリンピックに出場したとき日の丸を背負って戦いました。

政治家になった今、日の丸を背負って戦っている矜持《きょうじ》はより強くなりました。

強くやさしい日本をつくる。私の「命の使い道」です。


最後に。

今までに出会った全《すべ》ての方へ。皆さんと交わした言葉、共有した時間は私の大切な宝です。素晴らしい贈り物をありがとうございます。どうぞ、これからもよろしくお願いします。

二人の息子と家族へ。大変なこともあったけど、なんだかんだ面白かったな。いつも夢を応援してくれてありがとう。

今まで遭遇した全ての出来事へ。良いことも悪いこともありました。が、今となっては全てが「私の人生というカレー」をおいしくするためのスパイスだったと思えます。

さて、これから遭遇する出来事へ。これもまた良いこと悪いことあるでしょうが、コトコト煮込んでおいしいカレーに仕上げる所存です。

最後の最後に。

本書を手に取ってくれたキミへ。

読了後の今、笑みを浮かべてくれていたら、こんなに嬉しいことはありません。

キミの人生というカレーが、深く豊かな味わいになりますように。

著者紹介

横沢 高徳（よこさわ たかのり）

1972年3月　岩手県紫波郡矢巾町生まれ。スズキ（株）テストライダー等を経てモトクロス国際A級ライセンス取得、全日本モトクロス選手権などに参戦。1997年 練習中の事故で脊髄を損傷。車いす生活となる。1999年チェアスキーと出会い、国内の各大会で上位入賞。バンクーバー2010パラリンピック冬季競技大会アルペンスキー日本代表（大回転21位）。ソチ2014パラリンピック冬季競技大会NHK解説者。2019年 7月第25回参議院議員選挙〈岩手選挙区〉初当選（無所属）、国民民主党入党。2020年 9月立憲民主党入党。参議院議院運営委員会、農林水産委員会、東日本大震災復興特別委員会理事等を歴任。立憲民主党 東日本大震災復興本部 事務局次長、障がい・難病プロジェクトチーム 座長、孤独・孤立支援プロジェクトチーム 事務局長等、エネルギッシュに行動する。また、インクルーシブ雇用議連、国連障がい者の権利条約推進議連、障がい・難病政策推進議連などに参画し、自身の人生を賭けて、精力的に活動している。

夢《ゆめ》を叶《かな》える自《じ》分《ぶん》探《さが》し

2025年1月17日　第1刷発行

著　者　横沢《よこさわ》 高徳《たかのり》
発行者　尾嶋 四朗
発行所　株式会社 青萠堂

〒166-0012　東京都杉並区和田1丁目59-14
Tel　03-6382-7445
Fax　03-6382-4797
印刷 / 製本　中央精版印刷株式会社

ISBN978-4-908273-36-0 C0095